Prof. Dr. med. Raymond Best

# Wieder fit nach dem **Kreuzbandriss**

Prof. Dr. med. Raymond Best

# Wieder fit nach dem **Kreuzbandriss**

Effektiv regenerieren
und vorbeugen

Mit
Übungen
aus dem
Profisport

herbig

# Inhalt

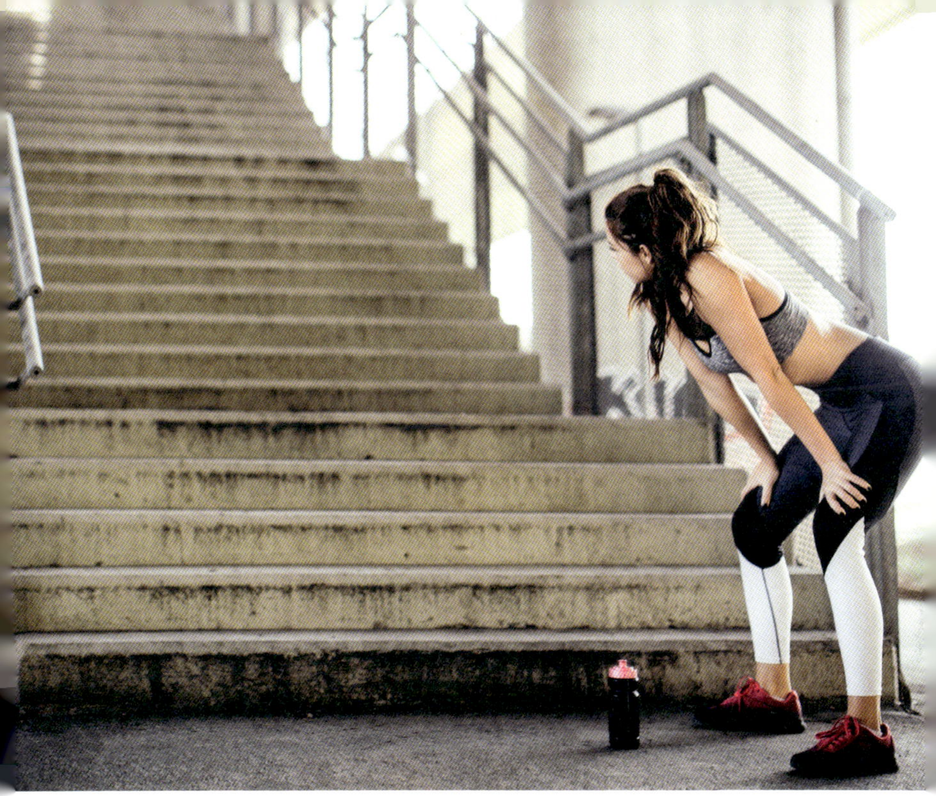

# Vorwort

Liebe Leserinnen und liebe Leser,
Sie haben zu diesem Buch gegriffen, daher gehe ich davon aus, dass Sie einen Riss des Kreuzbands erlitten haben und sich entweder noch in einem Entscheidungsprozess bezüglich einer möglichen, eventuell baldigen Operation oder aber schon kurz nach erfolgter Operation befinden. Ebenso nehme ich an, dass Sie sich in diesem Zusammenhang fragen, wie eine optimale Nachbehandlung – ob mit oder ohne Operation – aussehen kann, um auf bestem und schnellstem Wege wieder fit zu werden und alles zu können, was Sie bislang körperlich für selbstverständlich empfunden haben.

Gleich zu Beginn möchte ich Sie daher ermutigen:

Die **Wahrscheinlichkeit**, dass Sie Ihr Ziel erreichen, ist hoch!
Die **Umsetzung Ihres Ziels** wird vielleicht aufwändiger werden, als Sie bislang dachten oder erwartet haben.
Sie werden **Geduld** mit sich haben müssen!
Wenn alles gut geht, werden Sie wahrscheinlich **besser trainiert** sein als vorher.

Dieses Buch soll und kann dabei die wichtige Arbeit der Therapeut*innen und Trainer*innen, die Sie betreuen, nicht ersetzen. Im Gegenteil, es soll Sie in Zusammenarbeit mit Ihren betreuenden Therapeut*innen und Trainer*innen motivieren, eigeninitiativ bestmöglich viel zu tun, um sicher und schnell wieder im Alltag oder im Sport anzukommen. Ihre Rehabilitation sollte dabei standardisierten Pfaden folgen – und doch individuell auf Sie zugeschnitten sein.

Neben Behandlungen und gesteuerten Übungen sollen Ihnen Beispiele zu eigenständigen Übungen die Möglichkeit geben, gut vorbereitet »aufs Feld zurückzukehren«. Aus diesem Grund habe ich mir zwei renommierte Co-Autoren aus dem Spitzensport eingeladen: Von Natascha Burger stammt »Physiotherapeutische Behandlung nach OP«, von Martin Franz »Zurück in den Alltag«.

Essenziell ist hierbei, dass Sie ein gewisses Grundverständnis für Dinge wie z.B. Verletzungsrisiko, Heilphasen oder Rehabilitationsschritte bekommen. Denn nur wer weiß, warum er es tut, tut es meistens gerne und gewissenhaft. Zudem gilt generell, dass jede Verletzung, Krankheit oder medizinische Beschwerde am besten und nachhaltigsten behandelt werden kann, wenn der jeweilige Missstand als solcher, die entsprechend auslösende Ursache beziehungsweise die Verletzungsgrundlage gut verstanden sind – und das nicht nur durch Ärztinnen, Ärzte und Therapeut*innen, sondern auch durch Sie selbst!

Am Anfang steht – wie immer – zunächst eine schmerzlindernde und symptomatische Behandlung, idealerweise gelingt es jedoch bald, das Problem bei der Wurzel zu packen, die Rehabilitationslücken zu finden und zügig zu beseitigen. Denn bereits Friedrich Nietzsche stellte fest, dass »Wer ein Warum kennt, fast jedes Wie erträgt«.

In diesem Sinne alles Gute für Ihre Rehabilitation!

Ihr Raymond Best

# Epidemiologie von **Kreuzbandverletzungen**

**Ein gesunder Lebensstil und der damit meist eng verbundene Erhalt körperlicher Aktivität und Fitness erfahren in unserer modernen Gesellschaft einen immer höheren Stellenwert. Ob im Alltag, im Gesundheitssport, dem freizeit- und leistungsorientierten Hobbysport oder dem unbezahlten oder bezahlten Spitzensport: Eine Verletzung und die damit verbundene Ausfallzeit werden meist als schwere Einschränkungen der Lebensqualität wahrgenommen.**

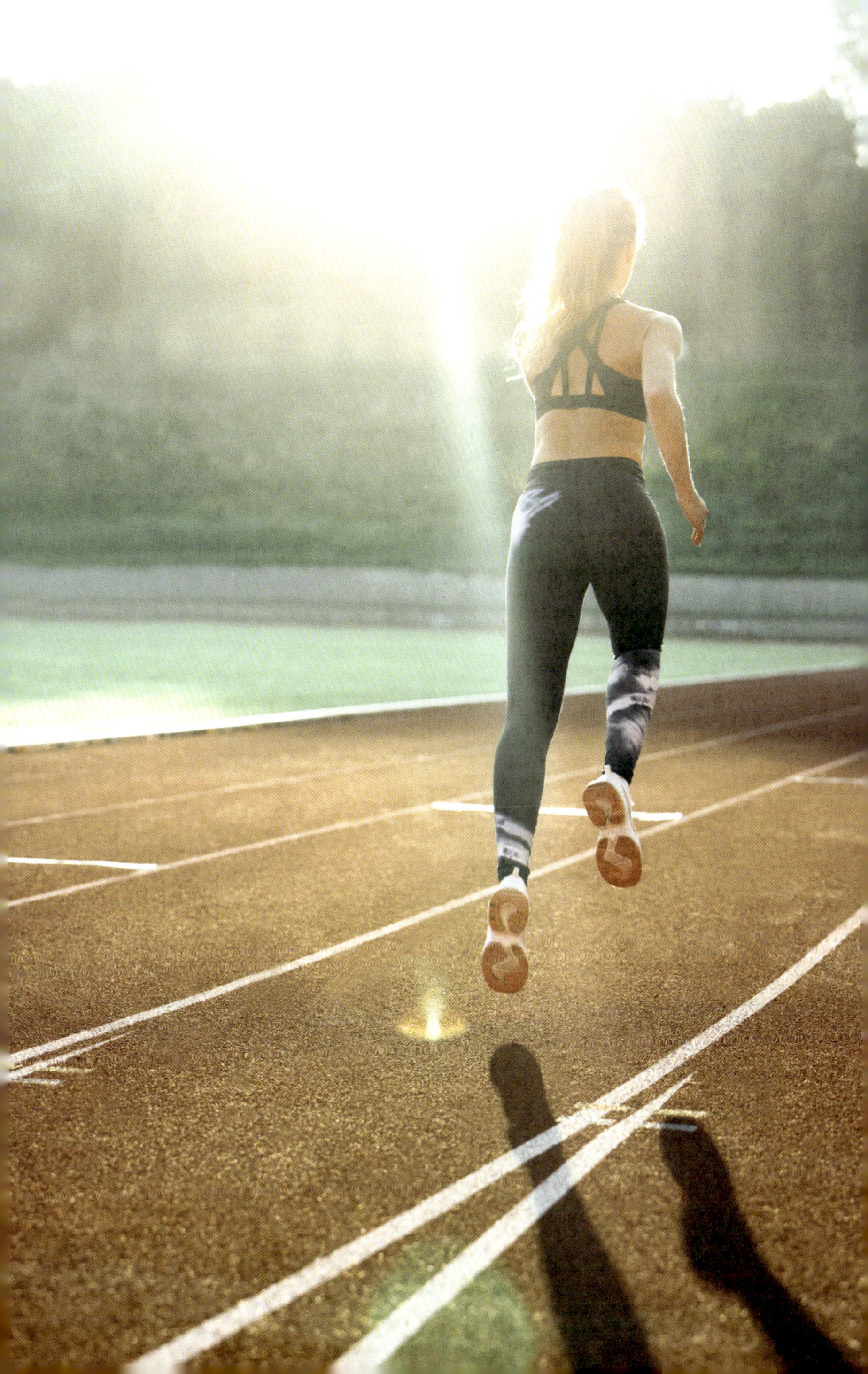

# Wie häufig kommt ein **Kreuzbandriss** vor?

## Nicht nur im Spitzensport

Neben Verletzungen der Muskulatur zählen Kniegelenksverletzungen zu den häufigsten Verletzungsarten des Bewegungsapparates. Besonders die Verletzung des Kreuzbandapparates gilt bei Betroffenen sowie – im Falle des Spitzensports – in der medialen Aufmerksamkeit immer noch als eine der schwersten Verletzungen überhaupt.

Auch deswegen wird das Auftreten einer Kreuzbandverletzung in puncto Häufigkeit im Vergleich zu anderen Verletzungen überschätzt. Wissenschaftlich, also rein statistisch gesehen, tritt ein Riss des vorderen Kreuzbandes z.B. bei einer professionellen Fußballmannschaft, welche in allen drei nationalen und internationalen Wettbewerben vertreten ist (Bundesliga, Pokal, internationaler Wettbewerb), pro Jahr aber »nur« etwa 0,5-mal auf. Anders gesagt, es kommt pro Mannschaft, bestehend aus etwa 25–30 Spielern, etwa alle zwei Jahre zu einer Kreuzbandverletzung[13], was – verglichen mit anderen Verletzungen – also eher selten ist.

In der Allgemeinbevölkerung kommt es jährlich in Deutschland zu rund 80 000 Kreuzbandverletzungen, wobei in der Folge etwa 40 000 Kreuzbandoperationen pro Jahr durchgeführt werden. Doch da in dieser Zahl alle Patienten unabhängig vom Alter, Begleitschäden etc. zusammengefasst sind, heißt dies nicht, dass nur jede zweite Verletzung operiert wird.

Nach entsprechend operativer Versorgung beträgt die Ausfallzeit bis zur

## **Ziele setzen** lohnt sich!

Fragen Sie sich zu Beginn immer wieder: Wo komme ich her und wo will ich hin (rein körperlich gesehen)? Das ist enorm wichtig für Ihre Rehabilitation! Setzen Sie sich ein Ziel und verfolgen Sie es dann – so kann Ihre Heilung starten.

Wiedererlangung der vollen sportlichen Leistungsfähigkeit je nach vorher ausgeübter Sportart etwa 6–9 Monate, wobei Sportarten mit Sprungbelastung (z. B. Volleyball oder Hochsprung), Richtungswechseln (z. B. Tennis, Fußball, Handball, Basketball) oder komplexen Landephasen (z. B. Turnen) in der Regel einer etwas längeren Rehabilitationszeit bedürfen als – rein vom Bewegungsablauf – weniger komplexe Sportarten wie z. B. Laufen, Fahrradfahren, Schwimmen oder Rudern.

## Die Chancen auf Heilung stehen gut!

So oder so, die gute Nachricht vorweg: Insgesamt kann die Chance auf eine Rückkehr zu nahezu jeder Alltagsbelastung sowie zu einer uneingeschränkten Ausübung nahezu jeder gewünschten Sportart als sehr gut eingeschätzt werden. Wissenschaftlichen Studien zufolge kehren beispielswei-

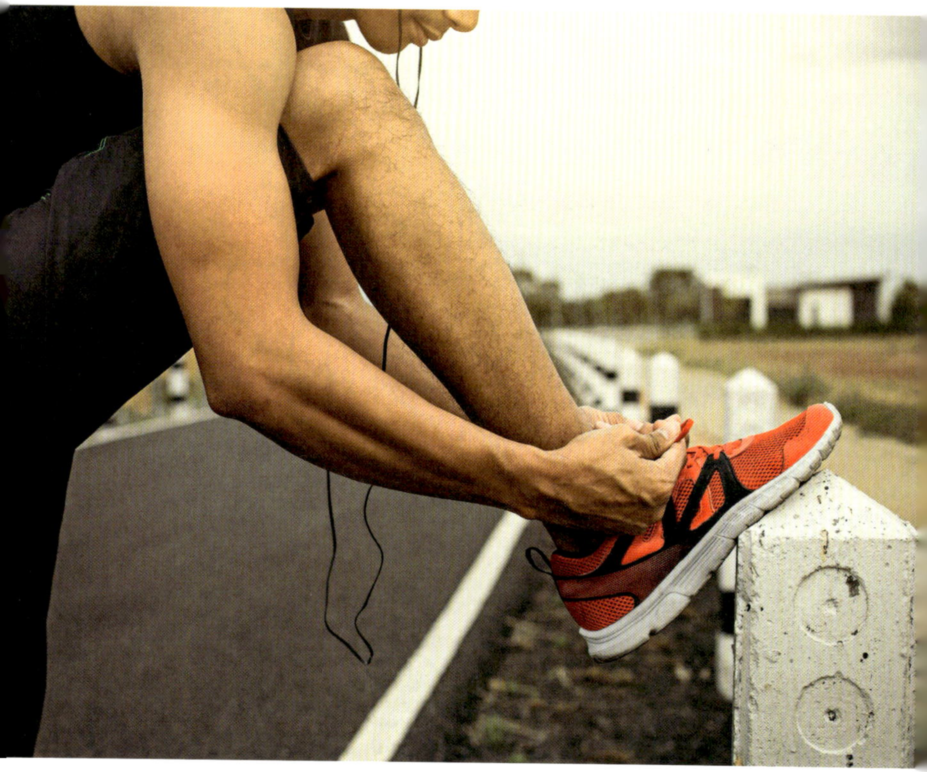

*Schuhe schnüren und los – das können Sie auch bald wieder.*

se insgesamt ca. 95 % aller professionellen Fußballspieler innerhalb eines Jahres zurück auf den Rasen, wobei die Zeit bis zur vollständigen Teilnahme am Mannschaftstraining oder gar am wettkampforientierten Spielbetrieb im Regelfall zwischen sechs und neun Monaten variiert[13]. Allerdings muss auch erwähnt werden, dass im Spitzensport nur ⅔ der Betroffenen –

aus unterschiedlichsten Gründen und je nach Sportart – tatsächlich wieder das alte Leistungsniveau zu erreichen vermögen.

Auf den ersten Blick mag dies enttäuschend wirken, doch bringt die Ausübung von Leistungssport naturgemäß sehr hohe körperliche Anforderungen mit sich. Und so kann eine Ausfallzeit von bis zu neun Monaten (plus der noch erforderlichen Zeit, bis Sportler*innen wieder »im Rhythmus« sind) nicht einfach kompensiert werden und durchaus den Verlust des Anschlusses an konkurrierendes Spitzenniveau bedeuten.

Für die Freizeitsportler*innen dürfte eine erfolgreiche uneingeschränkte Rückkehr in die gewählte Sportart daher sehr viel wahrscheinlicher sein.

Zur Erreichung dieses Zieles sind – neben einer erfolgreichen Operation – eine gezielte und individualisierte Rehabilitation und Prävention unerlässliche Grundbausteine. Ohne diese werden die erfolgreichste Operation und anschließende kurze Krankengymnastik sicherlich zu einer guten Funktionalität des Gelenkes, nicht jedoch zu der gewohnten und gewünschten sportlichen Leistungsfähigkeit führen.

Band und Muskel bilden nun mal eine funktionelle Einheit, bei der das eine ohne das andere nicht optimal funktionieren kann. Schon jetzt sei hierbei angemerkt, dass – neben gesteuerter Physiotherapie und Athletiktraining – das in diesem Buch vorgestellte eigenständige Arbeiten ein weiterer Grundbaustein für eine erfolgreiche Rehabilitation ist. Weniger, um die Rehabilitationszeit essenziell zu verkürzen, sondern vielmehr, um die notwendige Rehabilitationszeit optimal auszunutzen, damit man am Ende wieder ganz der oder die »Alte« wird.

# Risiken, klinische Folgen und **Auswirkungen**

## Welche Risiken gibt es?

Es hilft bei der Planung und Durchführung einer guten Rehabilitation, wenn man so viel wie möglich von dem versteht, was man tun, absolvieren oder aushalten muss oder sollte. Bezogen auf die Verletzungen des Bewegungsapparates und die daraus folgende Rehabilitation ist es von Vorteil, möglichst viel von der Verletzungsentstehung und ihren Folgen zu verstehen. Dieses Verständnis kann dann bei der Verletzungsbehandlung, der Rehabilitation nach Verletzung/Behandlung und der Prävention (Vorbeugung) vor neuerlicher Verletzung einfließen.

Wie bei den meisten orthopädischen Verletzungen gibt es auch bei der Entstehung der Kreuzbandverletzung eine Vielzahl **intrinsischer** (körperbezogen/veranlagt) und **extrinsischer** (äußerer) Risikofaktoren.

Zum besseren Verständnis seien beispielhaft für intrinsische Faktoren das Geschlecht, anatomische Faktoren (z.B. Beinachsen (O-Bein, X-Bein)) oder das Trainings-/Leistungsniveau eines Menschen genannt. Gerade das Trainingsniveau kann in der Entstehung einer Kreuzbandverletzung eine erhebliche Rolle spielen. Geht man ermüdet und eher mangelhaft trainiert die Ausübung einer Sportart an, oder ermüdet man während dieser (zu) schnell, ist das Risiko einer nicht optimalen muskulären Stabilisation des Kniegelenks deutlich erhöht. Die Folge kann z.B. ein unsauberes Landen mit entsprechendem Wegknicken sein.

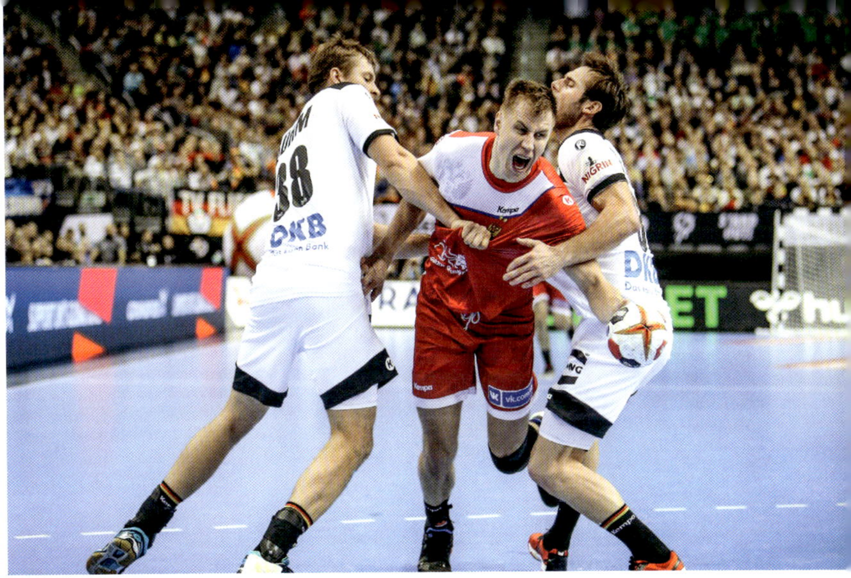

Ein mögliches extrinsisches Verletzungsrisiko entsteht schnell beim Handball.

Als typische extrinsische Risikofaktoren gelten hingegen Umstände wie Untergrund, Wetter oder Kontakt mit einer anderen Person, also Faktoren, die unabhängig von den jeweiligen persönlichen Risikofaktoren eine Verletzung »von außen« hervorrufen.

Egal, ob intrinsisch oder extrinsisch, ist es bei einer erfolgreichen Rehabilitation (und Prävention) natürlich unabdingbar, diese Risikofaktoren bzw. deren Ausprägung auf ein optimal mögliches Minimum zu reduzieren. Wieder bezogen auf das Beispiel des intrinsischen Faktors der Ermüdung bedeutet dies, dass ein Gelenk nach Kreuzbandoperation nicht nur stabil, schmerz- und reizfrei sein sollte. Grundvoraussetzung ist auch eine optimale muskuläre Stabilisierung, die mindestens auf Vor-Verletzungsniveau ist – und eben auch über die Dauer der ausgeübten Sportart anhält und nicht oder nur wenig ermüdet.

Häufig kann beobachtet werden, dass sich Sportler bei »gutem Gefühl« bezüglich des Kniegelenks und nach Absolvieren einfacher Sportarten wie

Laufen oder Fahrradfahren nicht bewusst sind, dass auch das Ausüben von komplexeren Sportarten mit Richtungswechseln vor allem muskulär gewissermaßen neu erlernt werden muss. Re-Rupturen entstehen daher nicht selten beim Übergang einer sportlichen Belastung zum wettkampforientierten Mannschaftssport.

Eine genaue Ermittlung der jeweiligen Risikofaktoren kann und sollte während eines Rehaverlaufs mehrmals erhoben werden, um die einzelnen »Stufen« der Steigerung bis hin zur vollständigen Rückkehr in den Sport so sicher wie möglich zu gestalten. Mehr hierzu aber im Kapitel Return-to-Sports and -Athletik (s. S. 71 ff.).

## Verletzungsentstehung

Rein wissenschaftlich betrachtet, halten sich – abhängig von der jeweiligen Veröffentlichung, Betrachtungsweise und Sportart – die Verletzungsentstehungen mit äußerer Ursache (z. B. Gegnerkontakt im Fußball, Wegrutschen beim Schifahren) und ohne äußere Ursache (z. B. unsauberes Landen auf einem Bein, tiefe Hocke unter maximaler Kraft) zahlenmäßig in etwa die Waage. Neuere Studien gehen allerdings von einem Anteil von 85 % intrinsisch bedingter Verletzungen aus[3], was die Wichtigkeit eines guten Trainingsstatus unterstreicht. Zweifelsfrei wirken äußere und innere Ursachen oft als eine Kombination unglücklicher Umstände, so z. B. das verdrehte Landen auf einem muskulär ermüdeten Bein nach leichtem Gegnerkontakt.

In jedem Fall gilt: Unabdingbar für das Verständnis einer guten Rehabilitation ist das Wissen um die häufigste biomechanische Entstehungskette im Moment der Verletzung. Hierbei befindet sich das Bein bzw. Kniegelenk unter Last meistens in leichter Beugung und – bedingt durch die momentane Bewegung (z. B. Richtungswechsel) oder eine mangelnde Stabilisierung – in leichter X-Bein-Position. Der Unterschenkel ist leicht nach außen gedreht, sodass beim Betrachter oder bei der betroffenen Person der Eindruck entsteht, man »knicke nach innen« weg.

Aus diesem Bewegungsablauf ergibt sich leicht das Verständnis, dass eine muskuläre Kontrolle der Beinachse im Moment der Landung bzw. bei schnellen Richtungswechseln einen wesentlichen Bestandteil in der Therapie und Prävention bei Kreuzbandverletzungen beinhaltet. Schon jetzt sei dabei erwähnt, dass eine erfolgreiche Rehabilitation im Idealfall durch einen sogenannten »Return-to-Sports«-Test abgeschlossen werden sollte, bei dem genau solche Bewegungen unter kontrollierten Bedingungen getestet werden. Viele Präventionsprogramme legen einen starken Fokus auf das Vermeiden der dynamischen X-Bein-Stellung und tragen dies sogar in ihrem Namen wie z.B. »Stop X« von der Deutschen Kniegesellschaft DKG (Weitere Infos unter www.stop-x.de).

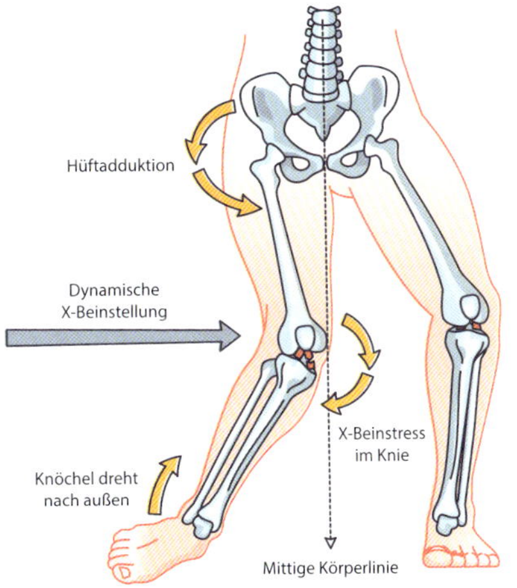


*Durch das Nach-innen-Knicken kann das Kreuzband reißen.*

## Klinische Folgen

Folge einer Kreuzbandverletzung ist in den meisten Fällen eine fehlende Stabilisierung des Unterschenkels nach vorne sowie bei der beschriebenen Drehbewegung nach innen. Muskulär kann dies – zumindest bei bestimmtem sportlichem Anspruch – nur bedingt kompensiert werden, sodass Sportarten wie Schifahren oder Mannschaftssportarten mit Richtungswechseln nur noch begrenzt bzw. gar nicht mehr möglich sind. Generell werden Patienten bezüglich ihrer Kompensation hierbei in sogenannte »Coper« (aus dem englischen »to cope with« = damit umgehen), »non- Coper« und »Coper, die zu non-Copern werden« unterteilt. Jeder der drei genannten Gruppen fällt etwa ein Drittel aller Betroffenen zu, gleichbedeutend mit der Tatsache, dass etwa zwei von drei Patienten nach einer Kreuzbandruptur mit der folgenden Instabilität nicht zurechtkommen und eine Operation erwägen.

Es darf – wie bereits erwähnt – nicht vergessen werden, dass das gerissene oder fehlende vordere Kreuzband nur EIN Bestandteil der Stabilisierung des Kniegelenks darstellt. Ohne muskuläre Stabilisierung kann das beste Kreuzband auf Dauer nicht funktionieren sowie die beste Muskulatur in vielen Fällen ein fehlendes Kreuzband nicht allein kompensieren. Nach erfolgreicher Operation des Kreuzbands bedarf es also Zeit, Geduld

*Blick in ein Knie im gesunden Zustand*

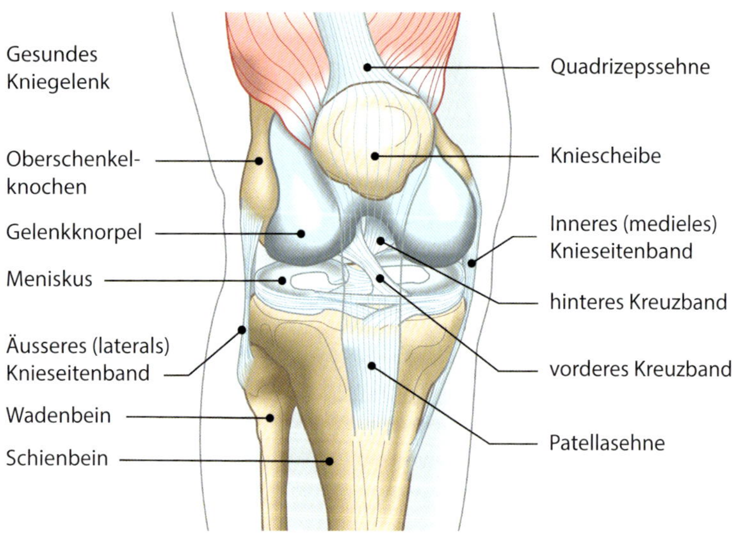

und Disziplin, alle stabilisierenden Elemente rehabilitativ gleichermaßen zu berücksichtigen und einen individualisierten Plan zu erstellen, der die reizfreie Einheilung des Kreuzbandtransplantats sowie die Generierung einer ausreichend stabilisierenden Muskulatur zu sichern.

Auch hier sei vorab gesagt, dass die muskuläre Trainierbarkeit sehr individuell ist und nicht alle Patient*innen auf gleiche Reize entsprechend gleich schnell oder gut ansprechen. Vor-Verletzungsniveau, Genetik und Alter seien hier nur beispielhaft genannt, um zu verdeutlichen, dass die sichere Rückkehr in den Sport nicht zu einem klar definierten Zeitpunkt erwartet werden kann, sondern unter Umständen bis zu zwölf Monate dauern kann. Und ganz nach dem Motto »better safe than sorry« sei auch jetzt schon erwähnt, dass eine etwas verlängerte Reha bis zu einer sicheren Rückkehr in den Sport und zum Aufarbeiten der letzten »Defizite« auf lange Sicht kürzer ist als die Dauer einer erneuten Verletzung bei zu frühem Wiedereinstieg in den Sport.

## Gut zu wissen!

- Bei der Stabilisierung des Kniegelenks »kooperieren« das muskuläre und das ligamentäre (Band-)System miteinander. Das eine kann kaum ohne das andere;
- bei der Entstehung der Kreuzbandverletzung gibt es intrinsische und extrinsische Risikofaktoren;
- eine gute Rehabilitation beinhaltet das Reduzieren und/oder Beseitigen möglicher Risikofaktoren;
- besonders die muskuläre Beinachsenstabilisierung und die Ermüdung spielen hier eine entscheidende Rolle.

# **Extra:** Leistungssport versus Breitensport

Es liegt in der Natur der Sache, dass die Welt nicht nur aus Spitzensportler*innen besteht. Nur ein Bruchteil der sich sportlich betätigenden Menschen erreicht durch entsprechendes Talent, Förderung, Training und nicht zuletzt durch besondere genetische Voraussetzungen ein Niveau, das auf nationaler oder gar internationaler Ebene außergewöhnlich ist und zu entsprechenden Erfolgen führen kann. Gleichwohl vollbringen diese Ausnahmeathleten zwar außergewöhnliche Leistungen, unterliegen deswegen aber gleichermaßen den naturgegebenen Gesetzen der Biologie, Physik oder Chemie wie alle anderen. Will heißen: Vom Grundbauplan sind alle Menschen zunächst gleich! So kommen Kreuzbandverletzungen auch für alle Menschen gleichermaßen »ungeschickt«, verbunden mit derselben Hoffnung, schnell wieder gesund und leistungsfähig zu werden, sprich, das Vor-Verletzungsniveau in kürzester Zeit wieder zu erreichen.

Zur Erfüllung dieses Wunsches werde ich als operativ tätiger Sportorthopäde im Leistungssport oft von Amateursportler*innen mit dem Wunsch konfrontiert, »dieselbe Operation zu bekommen wie die Athletin X oder der Spieler Y«, um ähnlich schnell wieder fit zu werden. Zunächst scheint das Bedürfnis nahezu ausgeschlossen, stehen den meisten Athleten*innen aufgrund ihres Berufs mehr Zeit und mehr Möglichkeiten zur Verfügung, sich ausschließlich auf das Wiedererlangen körperlicher Fähigkeiten zu konzentrieren. Auf der anderen Seite ist das zu erlangende Leistungsniveau – wie bereits erwähnt – ein deutlich höheres, sodass sich dieser Unterschied ein wenig ausgleicht.
Beim Wunsch nach »derselben Operation« als Grundlage für eine optimale Rückkehr wird häufig nicht berücksichtigt, dass das Erhalten gleicher Operationen und Behandlungsmethoden in der entsprechend berufenen ärztlichen

Hand ohnehin ein ethisches Selbstverständnis ist. Denn zum einen unterliegen alle Menschen – wie gesagt – dem gleichen Grundbauplan. Zum anderen finden sowohl operative als auch konservative Behandlungsmethoden in der Sportorthopädie ihren Ursprung in Behandlungserfahrungen und -erfolgen aus dem Spitzensport. Nicht selten bedienen sich wissenschaftliche Studiengruppen in der Sportorthopädie gerade deshalb gerne eines Untersuchungskollektivs aus dem Spitzensport – zur Untermauerung optimaler Therapieansätze.

Doch auch hierfür bedarf es eines entsprechenden Trainings, denn, anders gesagt: »Eine erfolgreiche Kreuzbandoperation hängt zu 40% an der Operation und zu 60% an der Rehabilitation«, so Richard Steadman 1987, seinerzeit Operateur der Profis des FC Bayern München.

Eine Kreuzband- und/oder Meniskusverletzung stellt für eine Anwendung der Erfahrungen des Spitzensports im Breitensport ein gutes Beispiel dar: Erfahrungen in der Wahl des operativen Kreuzbandersatzes oder der Meniskusnaht bei Spitzensportlern finden bei entsprechenden Operateuren zumeist auch Anwendung in der »alltäglichen« operativen Versorgung – bis hin zur Empfehlung entsprechend angepasster Rehabilitationsmaßnahmen. So hat das Streben nach schnellstmöglicher Rückkehr in den Spitzensport in den letzten Jahrzehnten die operative Kreuzbandversorgung maßgeblich beeinflusst:

- Operationen in immer kürzerer Zeit und mit immer kleineren Operationszugängen falls möglich,
- weg von langer Ruhigstellung, hin zu früher, funktionsorientierter Behandlung,
- das Einführen funktionsorientierter »Return-to-Play«-Testung zur sicheren Wiederaufnahme der gewählten sportlichen Tätigkeit.

So mag der Spitzensport ein kleiner Randbezirk einer sportlich immer aktiveren Gesellschaft, und es lässt sich nicht alles 1:1 auf alle Patienten übertragen. Doch lehrt er auch uns Orthopäd*innen, schneller und effektiver zu werden, was grundsätzlich Ihnen als Patient*in zugutekommt.

# Die biologische **Heilung**

**Damit der Weg für das Absolvieren einer gezielten, zeiteffizienten und erfolgreichen Rehabilitation beschritten werden kann, braucht es ein gewisses Grundverständnis für die biologischen Heilungsprozesse des Körpers. Das nötige Wissen dafür bekommen Sie in diesem Kapitel.**

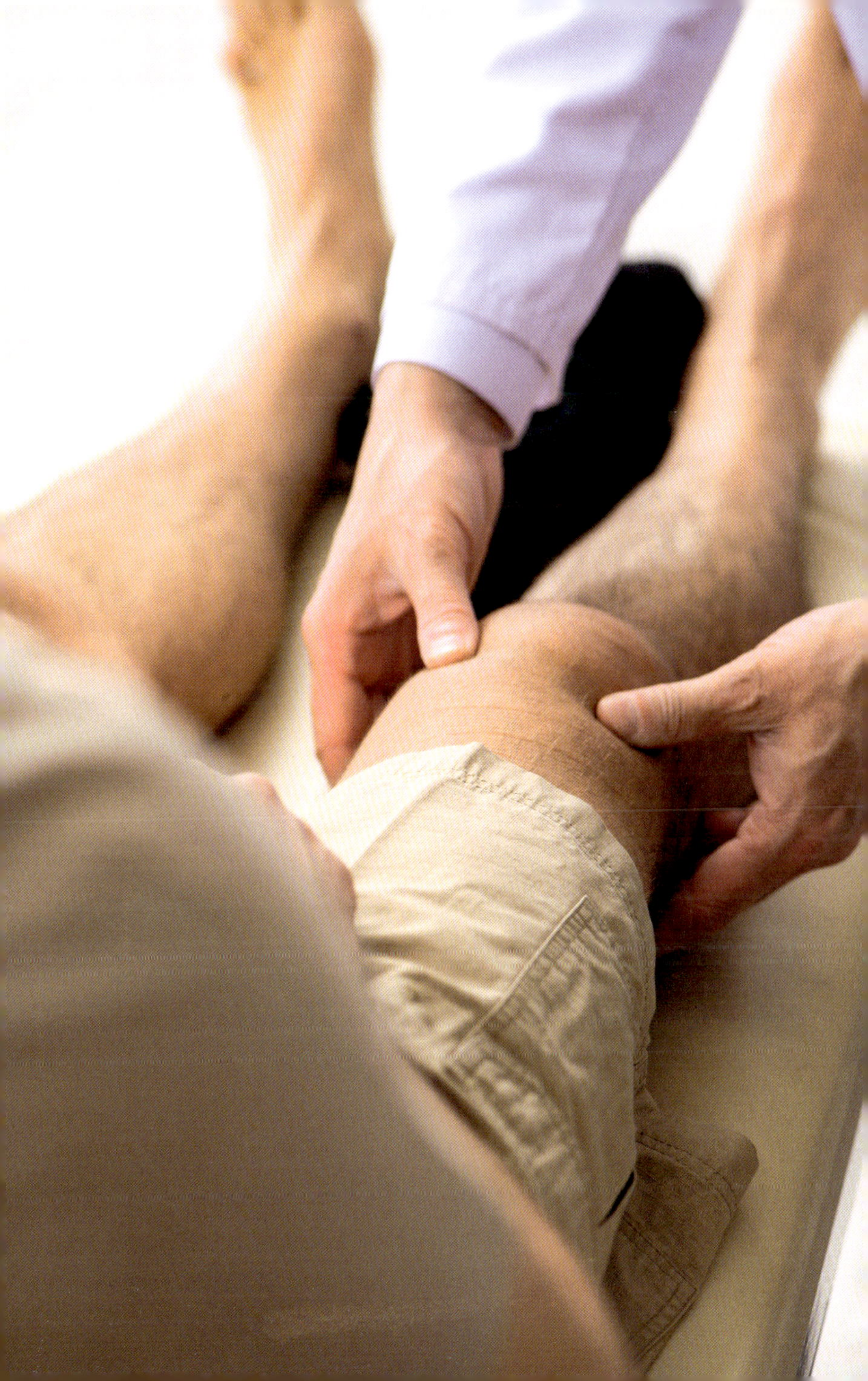

# Welche Phasen der **Heilung** gibt es?

## Grundsätzliches zum Heilprozess

Generell gilt, dass der Körper auch dann Heilphasen durchläuft, wenn Sie sich keiner Operation unterziehen. Insbesondere die im Folgenden beschriebenen grundlegenden Fakten zum Heilprozess sowie die sogenannte entzündliche Phase sind unabdingbar, ob operativ oder konservativ. Es liegt in der Natur der Sache, dass im Falle einer konservativen Behandlung das Kreuzband in der Regel nicht zusammenwachsen kann und Phasen des »Remodellings« oder der Reparatur daher kürzer bzw. anders ausfallen. Da ich davon ausgehe und empfehle, dass ein Großteil körperlich und sportlich aktiver Patient*innen operativ versorgt wird, orientiert sich die folgende Beschreibung an einem Heilverlauf nach Operation. Mit einem besseren Verständnis für die verschiedenen Heilphasen des Kniegelenks als Ganzes, aber auch der Ein- und Umbauzeiten des neuen Kreuzbands, bekommen Sie eine bessere Einschätzung Ihres jeweiligen Rehabilitationsstands – und vielleicht erleichtert dieses Wissen auch das notwendige Maß an Geduld im Falle einer empfundenen Verzögerung, oder es gibt Ihnen im Umkehrschluss die nötige Zuversicht für den nächsten Trainingsschritt. Auch hier gilt, dass die verschiedenen Phasen der biologischen Heilung individuell unterschiedlich sein können, in ihrer zeitlichen Dauer variabel und nicht klar abgegrenzt nacheinander ablaufen können. Vielmehr überlappen sich manche Phasen und gehen quasi nahtlos ineinander über. Nichtsdestotrotz

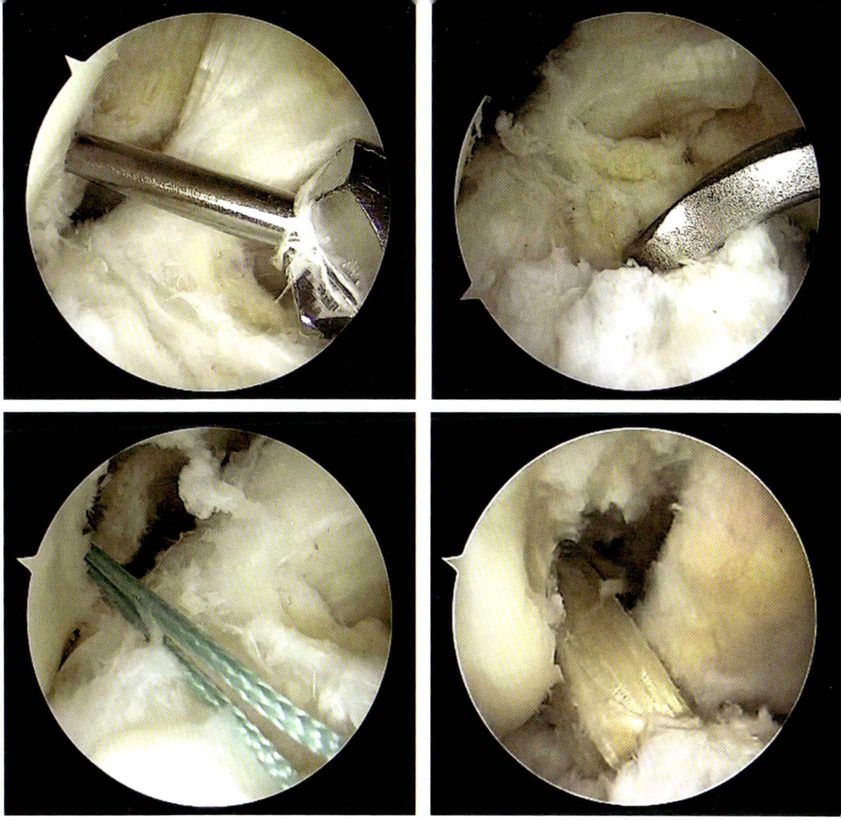

*Einzelne Schritte einer arthroskopischen Kreuzbandoperation (links oben: Anlage und Bohren des Oberschenkelkanals, rechts oben: Anlage des Unterschenkelkanals, links unten: Durchzugsfäden, rechts unten, eingezogenes neues Kreuzband).*

unterliegen die biologischen Prozesse gewissen Grundgesetzen der Natur, die auch mit dem größten Willen und Vorsatz nicht umgangen werden können.

Da es sich bei der Kreuzbandoperation in den meisten Fällen um eine Ersatzoperation des Kreuzbands mit einer körpereigenen Sehne handelt, muss diese Sehne zum Kreuzband umfunktioniert werden. Das heißt, dass die verwendete Sehne in ihre neue Umgebung einwachsen und – einfach gesagt – in ihrer Funktion von einer Sehne an ein Band angepasst werden muss. Dies gilt sowohl für den im Kniegelenk verlaufenden Teil als auch für den im/am Knochen verankerten Teil. Im Idealfall muss die vorbereitete Sehne also maximal stabil am und im Knochen einwachsen, ohne ihre biomechanischen Qualitäten einer hohen Reißfestigkeit zu verlieren. Um dies zu erreichen, durchläuft das neue Kreuzband einen aufwändigen Ein- und Umbau, der hier vereinfacht dargestellt werden soll. Neben dem Prozess als solchem, sollen vor allem die für die Rehabilitation wichtigen Aspekte berücksichtigt werden. Alle Phasen werden im Kapitel der Physiotherapie und Athletik nochmals aufgegriffen, sodass es Ihnen besser gelingt zu verstehen, zu welchen Phasen welche Übungen sinnvoll sind: Generell wird zwischen dem Einheilen der Sehne an und in den Bohrkanälen (Sehnen- und Knochenheilung) und dem Umbau des im Gelenk laufenden Bandanteils (Ligamentisierung (lat.: ligamentum = das Band)) unterschieden, auch wenn beide Prozesse einen parallelen Vorgang darstellen.

Aus den im Folgenden genannten biologischen Prozessen wird leicht ersichtlich, dass, unabhängig vom subjektiven Empfinden, das knöcherne Einwachsen des Bandes sowie dessen schrittweiser Umbau ein über Monate zu schützender und zu fördernder Vorgang ist. Zudem müssen ein muskulärer Verlust durch die Operation und die ersten Wochen der Entlastung kompensiert werden, sowohl quantitativ als auch qualitativ.

### A: Entzündliche Phase

In den ersten Tagen nach einer Kreuzbandersatzplastik (oder einfach auch nach dem Riss) kommt es zu einer entzündlichen Phase, zum Einschwemmen von bestimmten weißen Blutkörperchen (sogenannten neutrophilen Granulozyten und Makrophagen), die zum einen Restzellen von der Operation oder nach dem Trauma abbauen und zum anderen einen Heilungsprozess in Gang setzen. Weiterhin produzieren sie regulatorische Botenstoffe (Cytokine) und regen die Bildung von Fibroblasten an, dies sind Bindegewebe bildende Zellen, um eine erste narbige Verbindung zwischen der Sehne und der neuen knöchernen Umgebung des Schienbeins und des Oberschenkelknochens herzustellen[15]. In der Regel geht man davon aus, dass eine erste akute entzündlich Phase fünf bis sieben Tage dauert.

Während bei diesem wichtigen Schritt im Normalfall die Lücke zwischen Sehne und Knochen ausgefüllt bzw. verbunden wird, die anfängliche Entzündung also einen wichtigen Bestandteil darstellt, kann eine exzessive, gleichbleibende und anhaltende Entzündung über mehrere Wochen genau das Gegenteil bewirken. Es kommt zu überschießender Narbenbildung zwischen Sehne und Knochen, die für sich zwar eine Verbindung darstellt, biomechanisch auf lange Sicht aber minderwertig ist und somit eine Schwachstelle in der knöchernen Verankerung werden kann. In dieser ersten Phase ist es daher immens wichtig, die noch nicht verankerte Sehne vor einem Gleiten im Knochenkanal zu bewahren und gleichzeitig die natürliche Ent-

*Eine Orthese kann direkt nach der OP zur Stabilisierung beitragen.*

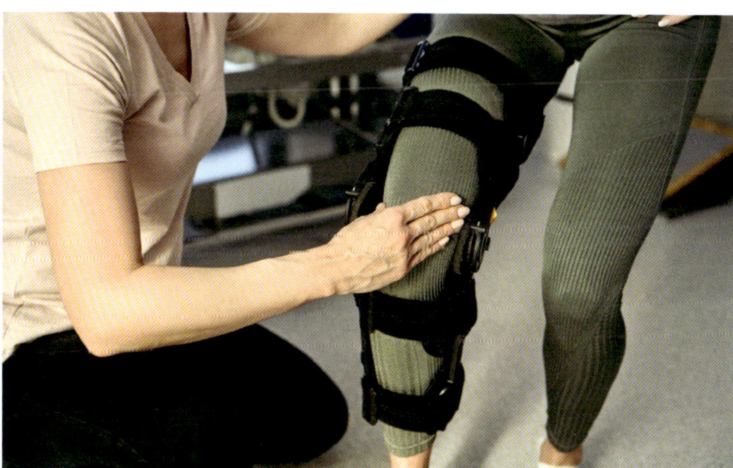

zündung zuzulassen, jedoch über die Zeit schrittweise abzubauen. Meist geschieht dies durch den Schutz mit einer Orthese und gleichzeitigen physiotherapeutischen Maßnahmen wie Lymphdrainage und leichten Bewegungsübungen.

### B: Reparative Phase

Nach bzw. im letzten Teil der anfänglichen frühentzündlichen Phase beginnt die Reparatur. Bezogen auf die Sehnen-Knochen-Verbindung bedeutet dies, dass die Sehne nicht nur am Knochen fest-, sondern schrittweise auch in diesen »hineinwächst«. Im Idealfall entsteht hierbei ein sogenanntes Sehnen-Knochen-Organ (enthesisches Organ). Dieser komplexe, anfänglich nur reparative Vorgang geht sehr langsam vonstatten und nach wenigen Wochen in die sogenannte remodellierende Phase über. Diese dauert dann mehrere Monate und ist mit einer Verwurzelung der Sehne im Knochen vergleichbar. Rehabilitative Aspekte müssen in dieser Phase darauf abzielen, dass ein gewisser Reiz entsteht, der die Sehne zum Einwachsen anregt. Auf der anderen Seite dürfen diese Reize nicht zu intensiv gewählt werden, um die noch schwache Verankerung vor einem Ausreißen zu schützen. Mehr hier hierzu im Kapitel Physiotherapie/Athletik (s. S. 36 ff.).

Das Einwachsen der Sehne am Knochen ist jedoch nur bei einem reinen Sehnentransplantat erforderlich. Bei der Verwendung einer Patellarsehne oder Quadrizepssehne wird meistens mit einem Knochenblock an zumindest einem Ende der Sehne gearbeitet. Dies bedeutet, dass das Einheilen der Sehne zumindest am Oberschenkelknochen nicht erforderlich ist, da der Knochen hier in »gewohnter« Umgebung einwächst.

Doch warum ist die Sehne mit Knochenblock nicht automatisch die bessere Wahl? Jede Sehne hat ihre Vor- und Nachteile. Ist das Einwachsen eines Knochenblöckchens zweifelsohne ein »Vorteil«, kann genau die Entnahme des Blöckchens z. B. an der Spitze der Kniescheibe vor allem bei knieenden Sportarten oder Berufen zum Nachteil werden. So sollte auch die Wahl des Transplantats auf Ihre Bedürfnisse abgestimmt sein.

### C: Remodellierende/umbauende Phase

Parallel zum Einwachsen des Transplantats an seinen Knochenstellen durchläuft die Sehne einen gewissen Umbau, da die Eigenschaften von Sehnen und Bändern durchaus verschieden sind. So haben Bänder in der Regel eine höhere Stoffwechselaktivität als Sehnen, sie unterscheiden sich in der bindegewebigen Zusammensetzung und Anordnung. Unterschiedliche Studien konnten dabei zeigen, dass es im Laufe eines Rehabilitationsprozesses durch die schon erwähnten Prozesse der entzündlichen Phase zu einem »Absterben« der Sehnenzellen kommt, die dann über die Zeit durch »Bandzellen« ersetzt werden (Ligamentisierung), die fortan das Bindegewebe bilden. Auch dieser Prozess geht vergleichsweise langsam vonstatten und kann im Ausnahmefall bis zu 24 (!) Monate dauern. Auch hier ist es erforderlich, dem neuen Band so viel Reiz zu bieten, dass es sich verändern kann, und gleichzeitig zu viel Stress zu vermeiden, um den Prozess des Umbaus bzw. die Stabilität des Bandes nicht zu gefährden.

## **Heilungsphasen** ernst nehmen und (be-)achten

Eine gute und effiziente Rehabilitation muss die verschiedenen Phasen der biologischen Heilung berücksichtigen. Trainingstherapeutische Inhalte sollten deswegen so gewählt werden, dass Bandeinheilung und -umbau gefördert und doch gesichert sind und auch eine Verbesserung der muskulären Situation erzielt werden kann. Je mehr die einzelnen Phasen beachtet und bewusst wahrgenommen werden, desto eher kann ein Heilprozess gelingen.

# Optimaler Verlauf der **Rehabilitation**

## Zeitliche Aspekte während der Rehabilitation

Wie in den vorherigen Kapiteln bereits angedeutet, hängt der Erfolg einer Kreuzbandoperation nicht nur von der Operation als solcher, sondern entscheidend auch von der Steuerung der Rehabilitation ab. So kann das Ergebnis einer Operation des Kreuzbands durch eine zu schnelle oder aggressive Rehabilitation genauso gefährdet werden wie durch eine zu zögerliche oder zu defensive Nachbehandlung.

### Geduld hat oberste Priorität

Inzwischen wissen Sie, dass das ersetzte Kreuzband einer gewissen Zeit des Schutzes bedarf, um gut in seiner Umgebung einzuwachsen und sich umzubauen. Ebenso muss es ab einem gewissen Zeitpunkt aber auch gezielt gefordert werden, um sich den zukünftigen Belastungen anpassen zu können. Hieraus ergibt sich auch der schmale Grat zwischen zu hoher Belastung, die zu einem Riss des neuen Kreuzbandes führen kann, und einer zu niedrigen Belastung, die das Kreuzband nicht ausreichend stabil werden lässt. Jedes Gelenk braucht dabei neben der bandgeführten Stabilisation ein hohes Maß an muskulärer Stabilisation, um die auf das Gelenk einwirkenden Kräfte so gering und verträglich wie möglich zu halten.

Während es in früheren Jahren und teilweise bis heute gang und gäbe war, einen Rehabilitationsverlauf an Zeitfristen auszurichten (»In sechs

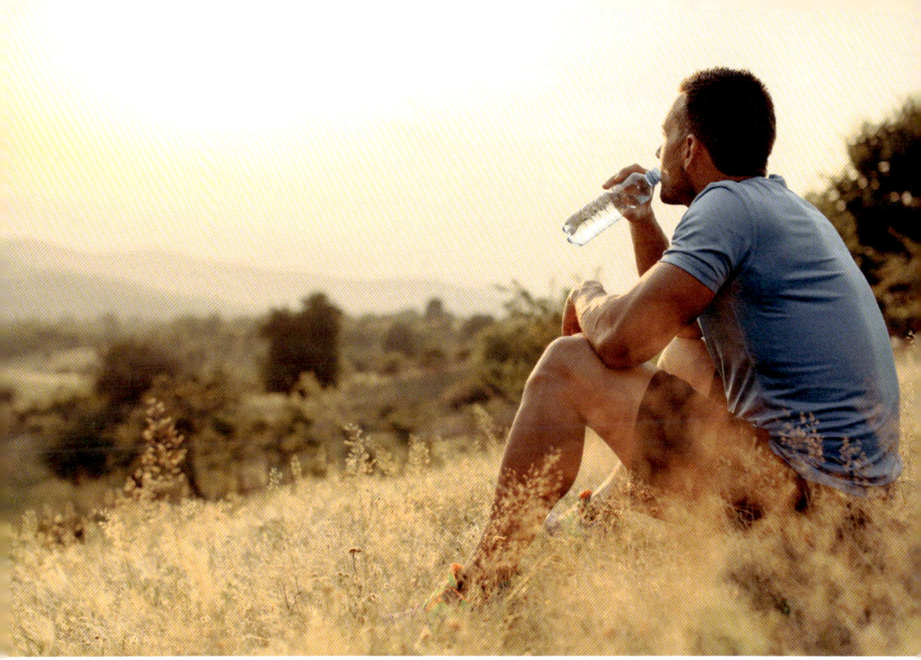

*Denken Sie immer daran: Seien Sie geduldig mit sich und gönnen Sie sich Pausen!*

Monaten sind Sie fit«), ist man in der jüngeren Vergangenheit dazu übergegangen, rein funktionsorientiert zu denken und keine festen Zeiten vorzugeben. In einer Umfrage[7] unter hochqualifizierten Instruktoren der Deutschen Arbeitsgemeinschaft für Arthroskopie (Gelenkspiegelung) variierte seitens der Operateure die versprochene Rückkehr zum Sport gegenüber den Patient*innen zwischen vier und zwölf Monaten. Natürlich werden hierdurch Erwartungshaltungen generiert, an denen nicht wenige Betroffene möglicherweise nur scheitern können. Abgesehen davon, dass die Patient*innen einen gewissen Druck empfinden, das versprochene Ziel erreichen zu wollen und zu müssen, besteht die Gefahr einer Frustration, sollte das versprochene Ziel nicht erreicht werden. Generell sollte man nach der Operation daher eher von einer Zeitspanne ausgehen, die etwa sechs bis zwölf Monate umfasst und – je nach Schwere der Verletzung – auch rehabilitative Möglichkeiten, Grundvoraussetzungen und nicht zuletzt individuelle Gegebenheiten berücksichtigt.

### Schritt für Schritt die Rehabilitation angehen

Dies bedeutet, dass man nach Absolvieren einer postoperativen Frühphase meist unter Benutzung von Unterarmgehstützen und/oder Schienen im weiteren Verlauf gewisse »Funktionsziele« erreichen muss, bevor es einen

*Schritt für Schritt ans Ziel*

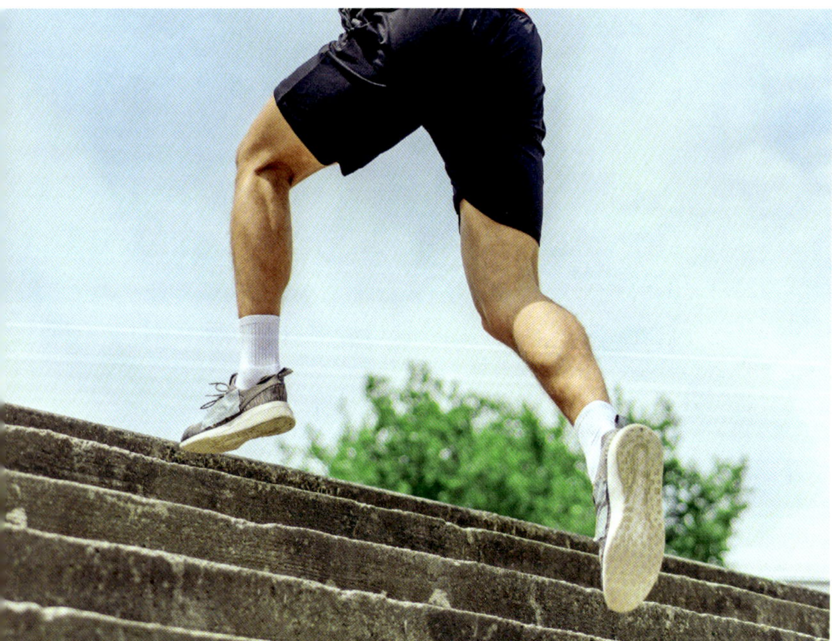

Schritt (nächste Rehabilitationsstufe) weitergeht. Kann eine Zwischenstufe aus unterschiedlichsten Gründen noch nicht zweifelsfrei absolviert werden, sollte die nächste nicht begonnen werden, um stattdessen die schon früh bestehenden Defizite zu beseitigen und nicht etwa bis zum Ende der Rehaphase zu verfestigen. Frühestens bei der Rückkehr in die uneingeschränkte Belastung bis hin zum wettkampforientierten Sport kann ein solches Defizit ein immenses Risiko einer erneuten Verletzung mit sich bringen. Diese könnte in der Summe einen deutlich längeren Ausfall mit sich bringen, verglichen mit ein paar wenigen Wochen längeren Rehatrainings.

Jetzt, da Sie mit ausreichenden theoretischen Grundkenntnissen ausgestattet sind, geht es weiter mit dem praktischen Teil und dem Einstieg in eine erfolgreiche Rehabilitation. Direkt nach der Operation (oder auch schon direkt nach dem Trauma) beginnt dies in der Regel mit physiotherapeutischen Behandlungen und Übungen.

## Gut zu wissen!

Ein Rehabilitationsverlauf kann grob in folgende Phasen bzw. Ziele unterteilt werden:

- postoperative Schmerz- und Schwellungsfreiheit
- Erlangen freier Beweglichkeit und muskulärer Ansteuerung
- Kräftigung der Muskulatur und Verbesserung der Koordination und Propriozeption (Tiefensensibilität – siehe S. 36 ff)

# Physiotherapeutische Behandlung **nach OP**

**Die Operation einer Kreuzbandverletzung ist nur ein Baustein einer erfolgreichen Rückkehr in den Alltag bzw. zum Sport. Auch im Falle einer konservativen Behandlung ist die Entscheidung für oder gegen eine Operation das Ergebnis eines längeren Prozesses unter Einbeziehung von persönlichem Umfeld und/oder den aufgesuchten Mediziner*innen und Therapeut*innen.**

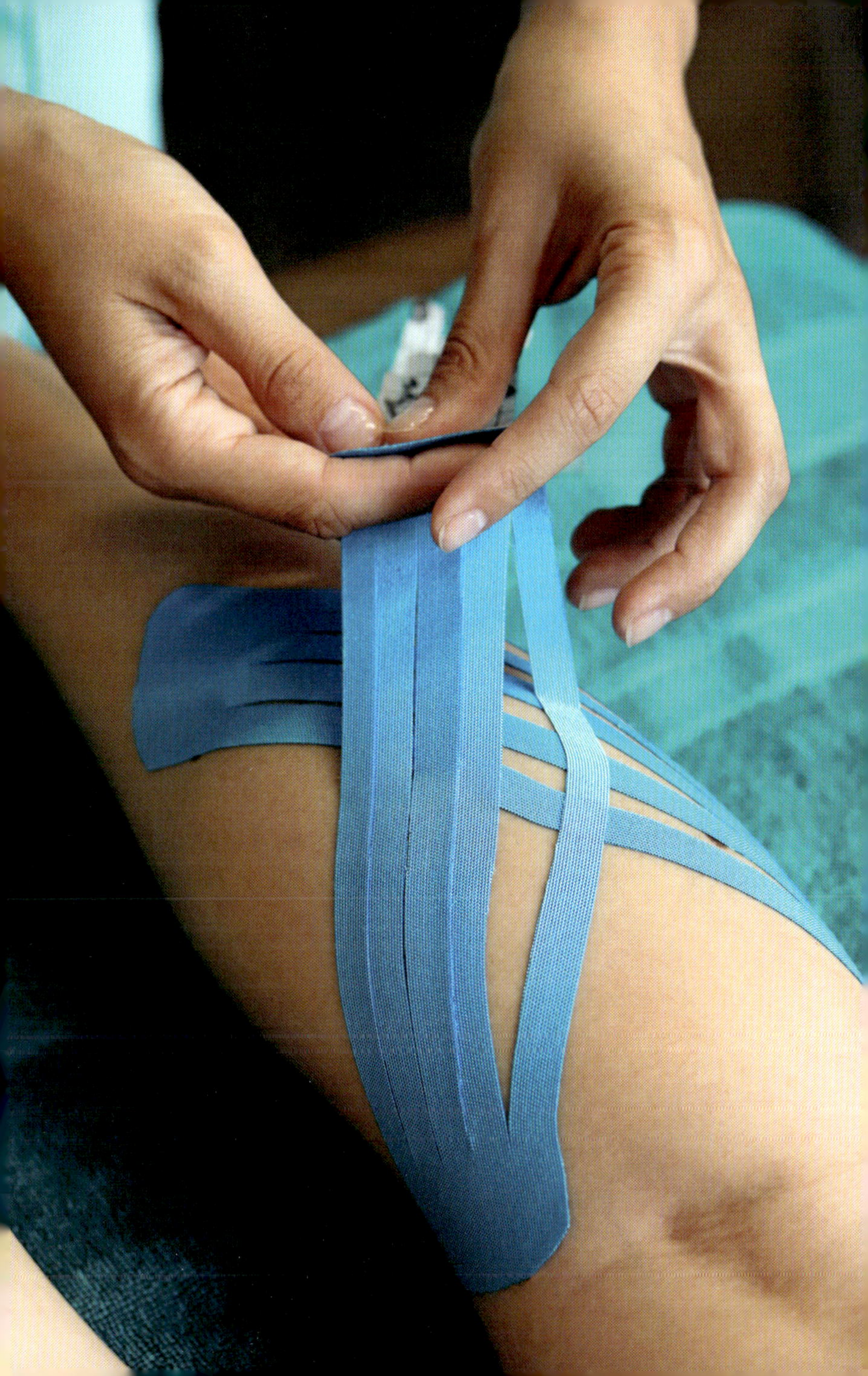

# Wesentliche Elemente der Genesung

## Bedeutung von Prävention, Operation und Nachsorge

Das folgende Kapitel nimmt nun die physiotherapeutische Sicht nach einer Kreuzbandverletzung ein – unabhängig davon, für welchen Behandlungsweg Sie sich entschieden haben. Dabei gehe ich davon aus, dass eine Kreuzbandoperation wahrscheinlich ist. Ich orientiere mich an den Entwicklungen und Phasen nach einer Operation, wie Sie es in ähnlicher Weise schon in den vorherigen Kapiteln gelesen haben. Denn mit der Operation als solcher ist es – wie bereits erwähnt – nicht getan. Wesentliches Element zur Wiedererlangung der vollen Funktionsfähigkeit und dauerhaften Belastbarkeit der operierten Bänder ist die Nachbehandlung durch Physiotherapie und Rehabilitationstraining bzw. Athletiktraining nach der Operation.

Um erneut keine unerreichbaren Erwartungen zu wecken, muss gleich eingangs einmal mehr gesagt werden, dass die teilweise sehr kurzen Genesungsdauern bei Spitzensportlern*innen in der Regel auf besondere individuelle Umstände und Behandlungsmethoden zurückzuführen sind. Auch im Spitzensport kennt man langwierige Verletzungs- und Rehabilitationsphasen. Das sollten Sie für Ihren eigenen Anspruch immer im Hinterkopf haben.

Dem Zustand der Kreuzbänder, wie meist dem gesamten Körper, wird in der Regel erst dann Aufmerksamkeit gewidmet, wenn er nicht mehr der gewohnte ist. Selbstverständlich kann man durch präventives Training und Bewegungsschulung manches Verletzungsrisiko minimieren. Ebenso lassen sich die Heilungschancen durch präventive Maßnahmen für den Fall verbessern, dass es doch zu einer Bänderverletzung mit nachfolgender Operation kommt.

Man ist geneigt, die Operation als den wichtigsten Schritt anzusehen, was aber wohl eher daran liegt, dass die Operation von allen Schritten im Normalfall am aufwändigsten und spektakulärsten wahrgenommen wird und Ihnen nicht zuletzt wahrscheinlich den größten Respekt oder die größte Sorge abverlangt (hat). Zweifelsohne ist eine gut verlaufene, möglichst optimale Operation das wichtigste Fundament für eine erfolgreiche Rehabilitation. Sie ist jedoch nicht die Garantie, dass ein Heilungserfolg schnell und reibungslos eintritt.

Ebenso wichtig für eine nachhaltig gute Rehabilitation sind die meist weniger spektakulären, wiederkehrenden und bisweilen schweißtreibenden Maßnahmen der Nachbehandlung in der Physiotherapie und athletischen Rehabilitation. Denn, wie schon in den Anfangskapiteln beschrieben, nützt das beste Kreuzband wenig in einem gereizten oder muskulär instabilen Zustand. Mitarbeit und Eigeninitiative sind dabei die wichtigsten begleitenden Faktoren. In Kombination mit Zielsetzung, Motivation, Vorsicht und Besonnenheit erhöhen Sie die Chance einer Heilung ungemein. An diesem Punkt kommen Sie als Patient*in ins Spiel. Wie gesagt, anatomisch sind alle Menschen gleich, nutzen wir die Erkenntnisse aus dem Spitzensport!

## Die Phasen der Genesung nach einer Operation

Generell gliedert sich die Nachbehandlung nach einer operativen Versorgung in zwei Abschnitte. Der erste Abschnitt umfasst die **physiotherapeutische Behandlung**, die unmittelbar nach der Operation beginnt. Der zweite Abschnitt umfasst die Rehabilitationsphase, die im Sportbereich häufig in ein **spezielles Athletiktraining** übergeht oder sogar dadurch ersetzt wird. Während im Spitzensport die jeweiligen Bereiche oft durch mehrere Verantwortliche (Physiotherapeut*in, Rehatrainer*in, Athletiktrainer*in) übernommen werden, sind diese im alltäglichen Bereich oft in einer entsprechend erfahrenen physiotherapeutischen/sporttherapeutischen Hand. Dabei lässt sich der Abschnitt der physiotherapeutischen Behandlung – angelehnt und korrespondierend mit den vorherigen Kapiteln bezüglich der Heilphasen – wiederum in vier Phasen untergliedern:

- Entzündungsphase
- Proliferationsphase (Gewebeneubildung)
- Konsolidierungsphase (Festigung des neu gebildeten Gewebes) und
- Umbauphase

Die Erfahrung zeigt, dass diese Phasen sich teilweise überlappen, jedoch alle vollständig durchlaufen werden müssen, um einen optimalen Heilungserfolg zu erzielen. Und sie erfordern unterschiedliche Herangehensweisen im Verlauf der Behandlung. Wie gesagt, ähnlich wurden Ihnen diese bereits in den vorherigen Kapiteln aus ärztlicher/operativer Sicht erläutert.

### Entzündungsphase

Die Entzündungsphase wird häufig auch als Regenerations- oder Wundheilungsphase bezeichnet. Sie dauert typischerweise von Tag null bis etwa Tag fünf nach der Operation.

Bei der Entzündung unmittelbar nach der Operation handelt es sich um eine typische Körperreaktion nach einem Trauma oder einer Operation, welche oftmals als sehr intensiv wahrgenommen wird. Hier findet ein natürlicher Prozess statt, welcher den ersten Schritt der Heilung einleitet. Ein weiterer Grund für die Entzündung ist der Umstand, dass bei der Operation nicht nur verletzte Strukturen repariert, sondern auch gesunde Strukturen verletzt werden, um überhaupt an das verletzte Kreuzband heran-

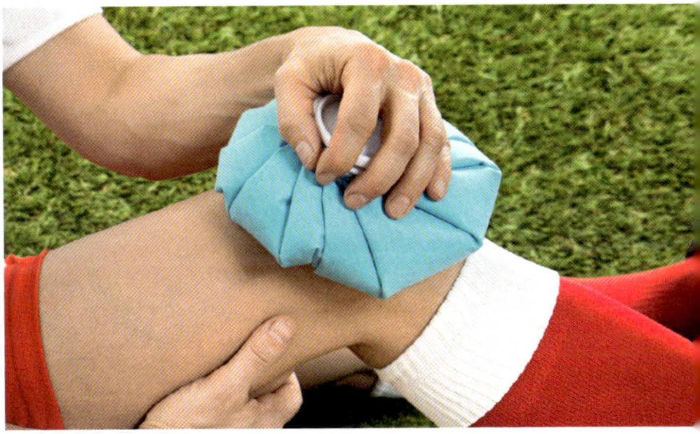

Kühlen in Maßen nach der Operation tut gut.

kommen bzw. dieses ersetzen zu können. Dies gilt auch bei den heute in der Regel angewandten minimalinvasiven Verfahren. Dabei bildet das durch die Operation zusätzlich verletzte Gewebe Hämatome (Blutergüsse).

Während der Entzündungsphase laufen zwei Körperreaktionen ab. Zum einen beginnt unmittelbar nach der Einblutung der Gerinnungsprozess, um die innerliche Blutung zu stoppen (vaskuläre, also gefäßbedingte Aktivität). Gleichzeitig beginnt der Körper, über die Lymphflüssigkeit verschiedene Zellen an den Ort der Verletzung zu transportieren, um damit die Heilung in Gang zu setzen. Bei diesen Zellen handelt es sich vor allem um Leukozyten (sog. weiße Blutkörperchen), die während dieser Phase im Verletzungsgebiet als Schmerz- und Entzündungsverursacher auftreten (zelluläre Aktivität).

Diese Körperreaktionen in Form des Schmerzes und der Schwellung durch den Zufluss der Lymphflüssigkeit dienen in der Entzündungsphase auch im Sinne einer Art »Schutzreaktion« dazu, eine Überlastung der frisch verletzten Struktur zu verhindern. Die anfängliche Entzündung ist somit als »gesund« anzusehen und als erste Phase bei der Heilung erforderlich.

Doch Achtung: Ein häufig beobachteter Reflex in dieser Phase ist oft das intensive bzw. zu lange Kühlen mit Eis. Dabei ist das Kühlen mit Eis unmittelbar nach dem tatsächlichen Kreuzbandriss oder aber direkt nach einer Operation dosiert durchaus sinnvoll, um ein zu intensives Einbluten in das Gewebe zu verhindern. In der Entzündungsphase direkt nach der Operation aber ist vor allem langes und zu intensives Kühlen mit Eis nicht zielführend, da sich die Gefäße des Gewebes dadurch zu sehr verengen und der Transport der für die Heilung notwendigen Zellen eingeschränkt wird.

Ich empfehle in der Anfangsphase daher – um auch anfängliche Beschwerden zu lindern –, Eispackungen als einen dicken, »isolierenden« Verband aufzulegen – aber nur für 20 Minuten. Alternativ bieten sich zur Kühlung auch Umschläge mit 7–12 Grad Celsius an, basische Salzumschläge, gekühlte Kirschkernkissen, Quarkwickel oder Retterspitzumschläge.

Hierbei muss allerdings in den ersten 10–12 Tagen bis zur gesicherten Wundheilung unbedingt darauf geachtet werden, dass die Umschläge nicht zu nah oder gar auf dem Wundgebiet liegen und dieses »wasserdicht« (z.B. Duschpflaster) ist. Um sicherzugehen, rate ich meinen Patient*innen meistens erst in der 3. Woche und bei absolut gesicherten Wundverhältnissen (Kontrolle durch den behandelnden Arzt oder die behandelnde Ärztin!) zur Auflage von den im Folgenden beschriebenen Wickeln.

Quarkwickel können Sie in den ersten Tagen nach der Operation auch oberhalb der Kniescheibe (hier sammelt sich die meiste Flüssigkeit) außerhalb des Wundgebiets anwenden, wenn dieses mit einem entsprechenden Duschpflaster versorgt ist. Anstelle eines Quarkwickels eignet sich auch ein Kirschkernkissen aus dem Kühl- oder Gefrierschrank.

Zur Reduktion der als unangenehm empfundenen Schwellung eignet sich in der Entzündungsphase außerdem die Behandlungsmethode der Lymphdrainage, welche auch täglich angewendet werden kann. Hierdurch wird die Funktion des Lymphsystems beim Abtransport von körpereigenen Abbauprodukten gefördert. Dies hat den zusätzlichen Vorteil, dass der Transport der heilenden Zellen und Stoffe zur Verletzungsstelle und deren Abtransport angeregt werden. Ein fachgerecht angelegtes Lymphtape nach der Lymphdrainage verbessert den Lymphabtransport zusätzlich und dauerhaft.

# **Quarkwickel** unterstützen die Heilung

Sie benötigen einen handelsüblichen Quark aus dem Kühlschrank und etwas Frischhaltefolie. Bevor Sie mit der Herstellung des Quarkwickels beginnen, stellen Sie sicher, dass Ihre Wundnaht mit einem wasserdichten Pflaster bedeckt, krustenfrei und ohne jegliches Nahtmaterial ist. Im Zweifelsfall halten Sie kurz Rücksprache mit Ihrer Ärztin oder Ihrem Arzt.

Streichen Sie den Quark 1 cm–1,5 cm dick auf die Frischhaltefolie und legen Sie den Quarkwickel anschließend auf Ihr Knie. Nach ca. 20–25 Minuten können Sie den Wickel entfernen und Ihr Knie mit kühlem Wasser von den Quarkresten säubern.

Sollten Sie Kühlpacks benutzen, achten Sie darauf, diese nie direkt auf die Haut zu legen, um Erfrierungen der Haut zu vermeiden.

Falls Sie sich für basische Salzumschläge oder Retterspitzumschläge entscheiden, können Sie hierfür die Anleitungen auf den Packungsbeilagen des jeweiligen Produktes finden.

*So können Sie einen Quarkwickel vorbereiten.*

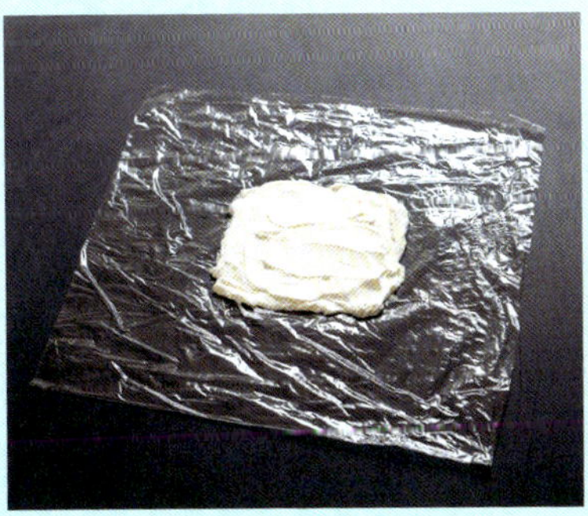

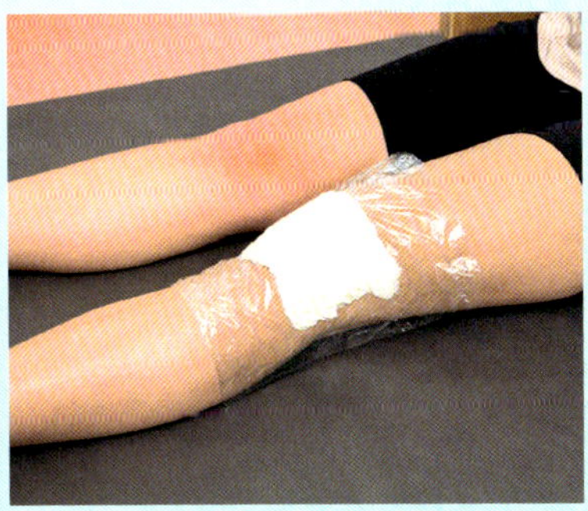

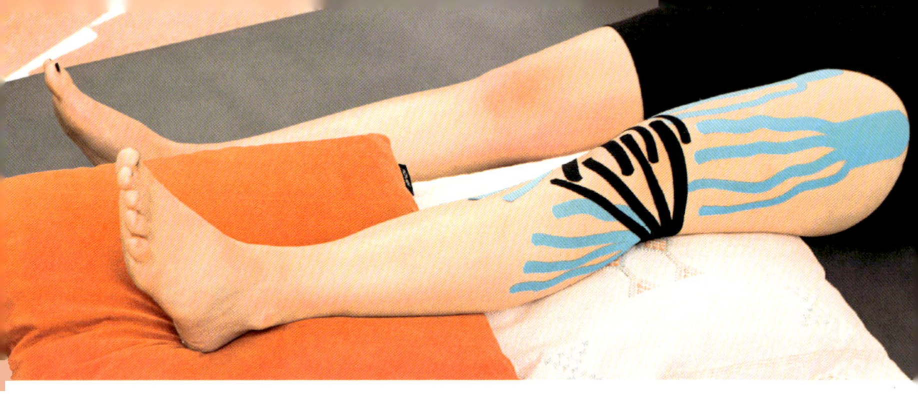

*Lymphtapes unterstützen den Abtransport der Lymphe nach der OP.*

Haben Sie von dem/der Physiotherapeut*in ein elastisches Tape zur Verbesserung des Lymphabflusses bekommen, sollte dieses spätestens alle 2–3 Tage erneuert werden, um eine optimale Funktion zu erreichen.

## Gut zu wissen!

- Eine Schwellung nach der Operation ist eine typische Körperreaktion.
- Die Schwellung ist ein natürlicher Prozess und der erste Schritt zur Heilung.
- Zur Linderung der Schwellung eignet sich moderates Kühlen mit Eis.
- Alternativ können Sie Quarkwickel oder Retterspitzumschläge (nach Fadenzug und abgeschlossener Wundheilung, eventuell mit Arztkontrolle) machen, gekühlte Kirschkernkissen oder basische Salzumschläge.
- Die unterstützende Aktivität des Lymphsystems lässt sich durch Lymphdrainagebehandlungen und das Anlegen von Lymphtapes verbessern.

## Proliferationsphase (Gewebeneubildung)

Die Proliferationsphase erstreckt sich auf die Tage fünf bis etwa 28 nach der Operation.

In dieser Phase finden die Organisation und Ausrichtung der Kollagene statt, weshalb oftmals auch der Begriff der Kollagenose verwendet wird. Kollagen ist das Hauptprotein des Bindegewebes und im Wesentlichen für die Biomechanik und die Gewebestruktur verantwortlich.

Über die kollagenbildenden Zellen, die sogenannten Fibroblasten, wird von Beginn der Wundheilung an das Kollagen Typ 3 in großen Mengen produziert. Allerdings ist das Kollagen Typ 3 noch nicht sehr belastbar. Im weiteren Verlauf der Heilung wird das wenig belastbare Kollagen Typ 3 von dem stabileren Kollagen Typ 2 und ganz zum Schluss von dem festen Kollagen Typ 1 abgelöst.

Den Kollagenen werden häufig folgende Merkmale zugeordnet:

- Kollagen Typ 3 = instabil/übungsstabil, aber noch sehr anfällig für Verletzungen
- Kollagen Typ 2 = stabil/belastungsstabil
- Kollagen Typ 1 = fest/trainingsstabil

*Die drei Kollagen-Typen instabil (links, Typ 3), stabil (mittig, Typ 2) und fest (rechts, Typ 1)*

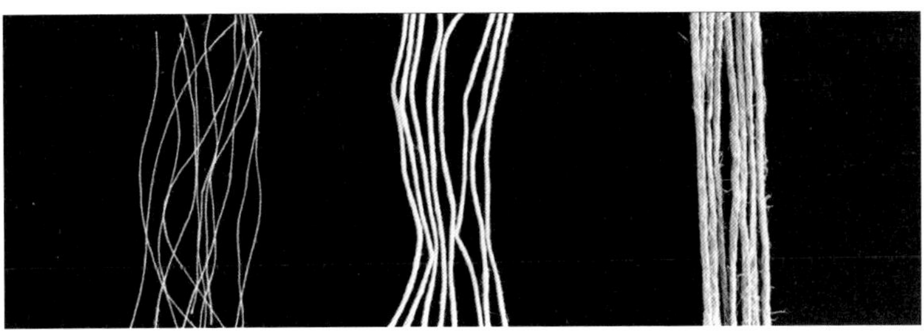

Die Organisation, Ausrichtung und stabile Verknüpfung der Kollagene ist für die Heilungsdauer entscheidend. Ist die Belastung während der Behandlung zu gering, erfolgt keine Ausrichtung der Kollagene, und es kommt zur Bildung von Narbengewebe, was wiederum zu einer weiteren Bewegungseinschränkung führen kann. Ist die Belastung zu hoch, läuft der Patient Gefahr, eine neue Verletzung zu erleiden und damit den Heilungsprozess unnötig zu verlängern.

Da die Kollagene in der Proliferationsphase zwar übungsstabil, aber noch nicht belastungsstabil sind, konzentriert sich die physiotherapeutische Behandlung auf die Beweglichkeit. Dabei werden zunächst eine vollständige Streckung des Kniegelenks, ein freies Gleiten der Kniescheibe (Patella) in ihrem Gleitlager sowie eine freie Beweglichkeit des Hüft- und des Sprunggelenks angestrebt. Frühestens ab der dritten postoperativen Woche und

## **Gut** zu wissen!

- Kollagene müssen durch eine physiologische Belastung ausgerichtet werden.
- Eine zu niedrige Belastung richtet die Kollagene nicht ge nügend aus, eine zu hohe Belastung zerstört sie.
- Arbeiten Sie auch eigenständig mit, um den Behandlungserfolg zu optimieren.
- Fordern, aber überfordern Sie sich nicht.
- Üben Sie mindestens jeden 2. Tag und machen Sie alle Übungen in den jeweiligen Phasen.
- Steigern Sie Ihre Wiederholungszahl, wenn Sie merken, dass Ihnen die Übungen sehr leichtfallen.
- Achten Sie auf Ihre individuelle Schmerzgrenze.

bei Beschwerdefreiheit wird auch die zunehmende Beugung des Kniegelenks angestrebt, um später ein physiologisches Gangbild zu erreichen.

Um ein physiologisches Gangbild herzustellen, müssen alle Gelenke wieder normal beweglich sein. Nicht nur dem operierten Kniegelenk sollte daher die volle Aufmerksamkeit gewidmet werden, sondern auch dem Sprung- und Hüftgelenk. Es ist dabei vor allem in der Anfangszeit, wenn der Patient noch an Stützen geht, sehr wichtig, eine optimale Abrollphase zu erarbeiten.

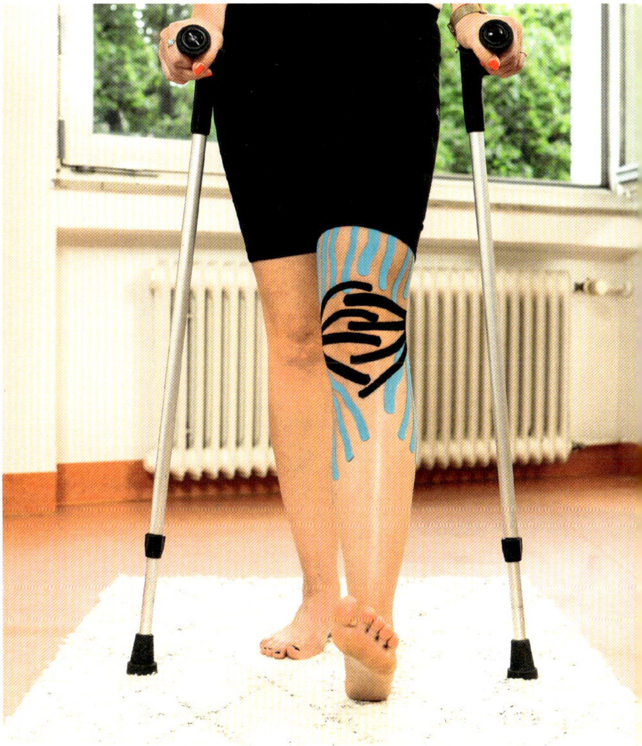

*Trainieren der optimalen Abrollphase*

1.

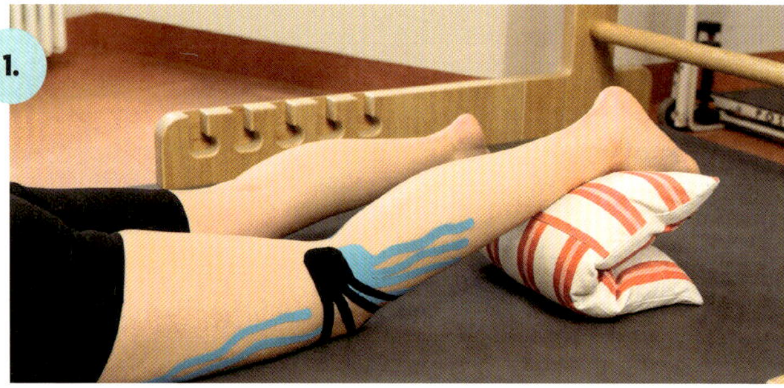

2.

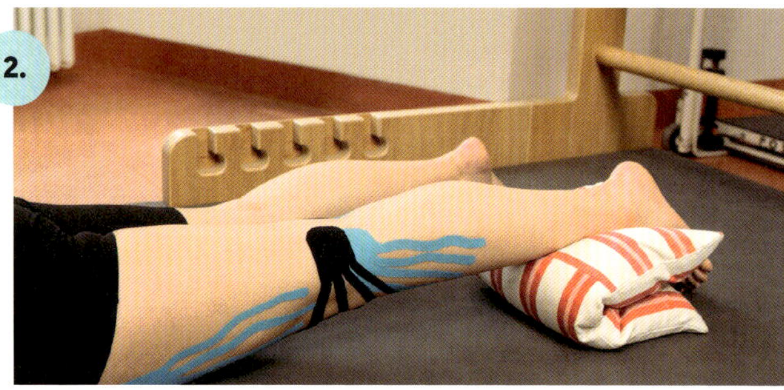

## Verbesserung der Kniestreckung

- Legen Sie sich in Bauchlage auf den Boden. Positionieren Sie vorher ein kleines Kissen so, dass Sie später Ihr Fußgelenk darauf ablegen können. Die Operationswunde sollte den Boden nicht berühren. **(1)**
- Strecken Sie Ihr Bein auf die Weise, dass das Knie keinen Kontakt zum Boden mehr hat. Halten Sie die gestreckte Position für ca. fünf Sekunden, legen Sie dann Ihr Knie wieder ab. **(2)**
- Wiederholen Sie dies für 3 Sätze zu je 12 Wiederholungen.

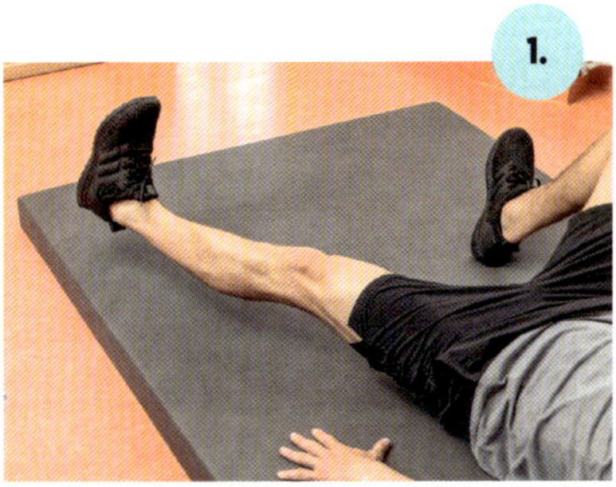


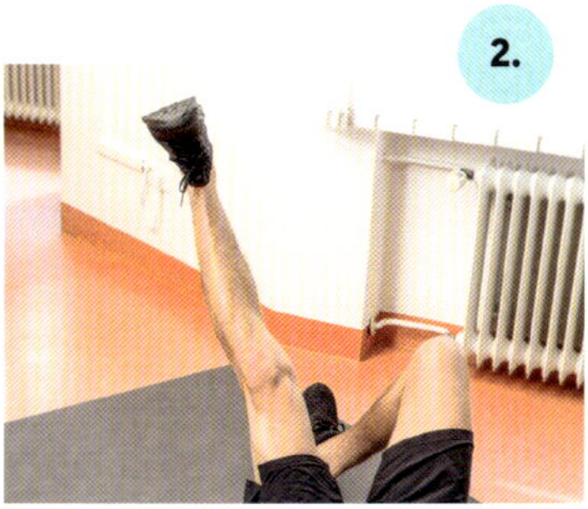


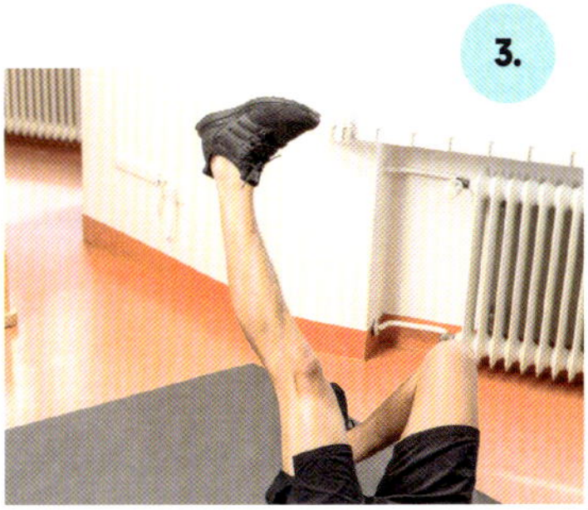


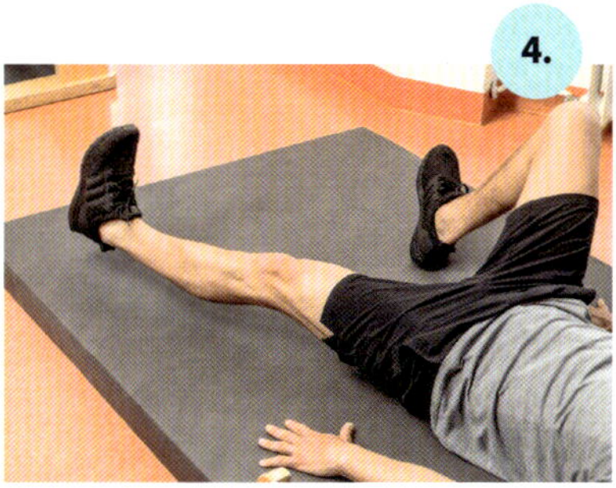


## Ansteuerung der Beinmuskulatur, vor allem des Beinstreckers

- Ausgangsstellung Rückenlage. Das nicht betroffene Bein wird angewinkelt und drückt mit der Ferse auf den Boden. Beide Arme liegen am Körper und drücken ebenfalls in den Boden, um den Rücken zu stabilisieren. **(1)**
- Legen Sie nun das operierte Bein nach außen ab und drehen Sie es nach außen (Ferse zeigt nach innen). **(2)**
- Halten Sie das Bein ganz gestreckt und führen Sie es in einer Diagonalen nach innen oben. Oben angekommen, drehen Sie das Bein nach innen (Ferse zeigt nach außen). **(3)**
- Legen Sie das Bein wieder gestreckt nach außen unten ab. **(4)**
- Wiederholen Sie dies für 3 Sätze zu je 12 Wiederholungen.

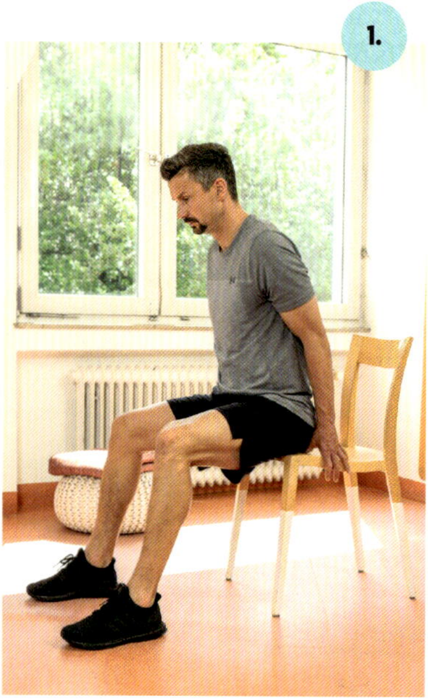

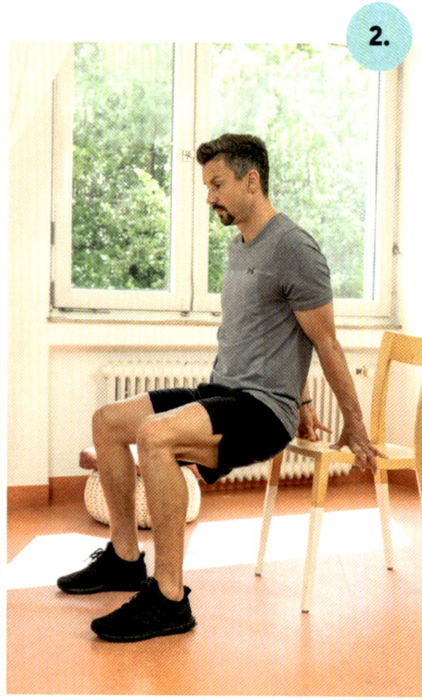


## Verbesserung der Kniebeugung ab der 4. Woche

- Ausgangstellung Sitz. **(1)**
- Stützen Sie sich auf Ihre Arme und schieben Sie Ihr Becken vorsichtig nach vorne, sodass das Gesäß die Sitzfläche verlässt. Das Kniegelenk wird hierdurch mehr gebeugt. Arbeiten Sie langsam und konzentriert und gehen Sie nicht über Ihre Schmerzgrenze. **(2)**
- Ihre individuelle Schmerzgrenze macht sich dadurch bemerkbar, dass Sie Ihre Atmung vor Schmerz anhalten.
- Wiederholen Sie dies für 3 Sätze zu je 8 Wiederholungen.

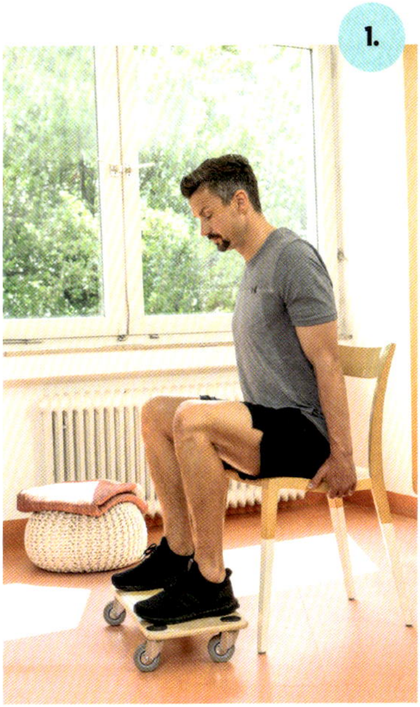


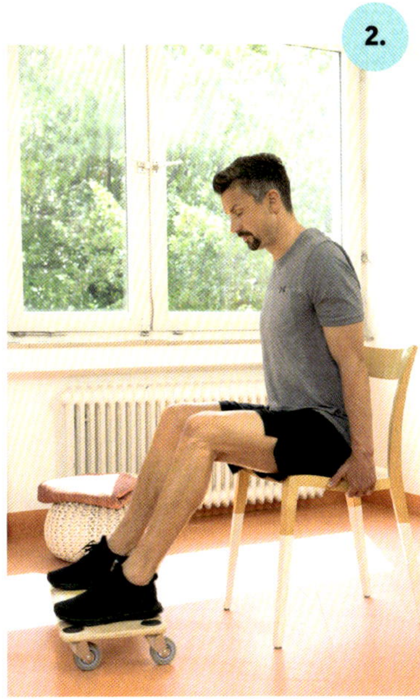


## Verbesserung der Kniebeugung mit Rollbrett

- Falls Ihnen das Abstützen auf den Händen schwerfällt, können Sie auch alternativ ein Rollbrett aus dem Baumarkt nutzen und die Füße auf dem Rollbrett vor- und zurückschieben.
- Ausgangsstellung Sitz. **(1)**
- Schieben Sie die Füße auf dem Rollbrett vorsichtig vor und zurück. **(2)**
- Da diese Variante in der Regel etwas leichter fällt, können Sie hier die Wiederholungszahl steigern auf 3 Sätze zu je 12 Wiederholungen.

### Narbenpflege

Da die Wundfäden für gewöhnlich 10–12 Tage nach der Operation gezogen werden, bietet es sich an – auch im Vorgriff auf die spätere Umbauphase – schon während der Proliferationsphase mit der Narbenpflege zu beginnen. Dabei haben sich Behandlungen mit Kakaobutter, wie sie in der Apotheke oder Drogerie erhältlich ist, sehr gut bewährt. In dieser Phase ist die Narbenpflege selbst allerdings noch nicht Teil der physiotherapeutischen Behandlung in der Praxis. Vielmehr wird der Patient angeleitet, die tägliche Narbenpflege selbst zu Hause durchzuführen. Zum Sinn und Zweck der Narbenpflege und Narbenbehandlung siehe weiter unten unter dem Abschnitt Umbauphase (s. S. 60 ff.).

Darüber hinaus empfiehlt sich ein Ganzkörpertraining, da man dadurch den positiven Effekt des sogenannten »Overflows« auf die operierte Seite nutzen kann. Overflow bedeutet in diesem Zusammenhang, dass ein Training der gesunden Seite bzw. von gesunden Körperregionen auch einen positiven Effekt auf die nicht genutzte oder geschonte Seite bzw. Körperregion hat. Außerdem hat es den Vorteil, dass sich der Patient trotz seiner Verletzung weiterhin sportlich betätigen kann, was, sofern maßvoll betrieben, die Heilung prinzipiell fördert.

## Das **Ziel** im Auge behalten

- Die Konsolidierungsphase dient dazu, das operierte Bein hinsichtlich Kraft, Steuerung und Kontrolle wiederherzustellen.
- Ziel ist es, dem operierten Bein eine Leistungsfähigkeit zu geben, die der Leistungsfähigkeit des nicht operierten Beins nahezu entspricht.
- Sie werden so in die Lage versetzt, beide Beine gleichmäßig zu belasten.

### Konsolidierungsphase

Die Konsolidierungsphase dauert üblicherweise von Tag 28 bis ca. zur 8. Woche nach der Operation.

Sie ist dadurch gekennzeichnet, dass das Band an seinen Knochenkanälen weiter festwächst (siehe S. 38 ff.) Während dieser Phase sollte sich die Beweglichkeit des Kniegelenks weiter verbessern bis normalisieren und die sogenannte neuromuskuläre Ansteuerung – die willkürliche Ansteuerung der Muskulatur – für das später folgende Training geschult werden. Die Entzündungen, wie sie noch in der Entzündungs- und Proliferationsphase bestanden haben, sollten in der Konsolidierungsphase weitgehend abgeklungen sein. Auch sollte sich bis zu dieser Phase das Kollagen weiter organisiert und stabilisiert haben. Die Kollagenfasern werden deutlich dicker, und ihre Belastbarkeit nimmt zu (s. S. 43).

Da das übungsstabile, jedoch noch anfällige Kollagen Typ 3 mittlerweile größtenteils durch das belastungsstabilere Kollagen Typ 2 ersetzt ist, richtet sich die physiotherapeutische Behandlung in der Konsolidierungsphase auf die beiden oben genannten Kernelemente Beweglichkeit und Muskulatur unter Vollbelastung aus. Abschließendes Ziel ist es, zwischen dem Bein der unverletzten Seite und dem Bein der operierten Seite ein gleiches Niveau hinsichtlich Kraft, Steuerung und Kontrolle herzustellen.

Nicht alle Physiotherapiepraxen und vor allem die wenigsten Patienten*innen verfügen über eine umfangreiche Auswahl an Trainingsgeräten. Daher werden im Folgenden vor allem Übungen zur Steuerung und Kontrolle dargestellt, die ohne oder nur mit kleinen Zusatzgeräten ab der 4.–6. Woche ausgeführt werden können. Die Übungen eignen sich für das selbstständige und wohldosierte Training zu Hause, denn auch in der Konsolidierungsphase trägt ein angemessenes, regelmäßiges Training zur schnelleren Genesung bei. Einmal mehr sei darauf hingewiesen, dass übertriebenes und falsch ausgeführtes Training den bis dahin erreichten Heilungserfolg durch erneute Verletzung wieder zerstören kann.

# Kleine **Übungsauswahl** für den Hausgebrauch

Ab der 4. Woche (Konsolidierungsphase) können Sie die folgenden Übungen beginnen. Für die Übungsauswahl zu Hause eignen sich Alltagsgegenstände oder kleine Trainingsgeräte wie z. B. Therapiebänder. Beachten Sie:

- Führen Sie die Übungen nicht durch, wenn Sie dabei Schmerzen verspüren.
- Schaffen Sie sich genügend Platz für die ungehinderte Übungsausführung.
- Qualität vor Quantität
- Lassen Sie sich in regelmäßigen Abständen eine neue Übungsauswahl von Ihrem/Ihrer Physiotherapeut*in oder Trainer* in geben.

## Training zur Verbesserung der Kniestreckung

- Setzen Sie sich auf den Boden und fixieren Sie Ihr Therapieband an einer tiefen Stelle. Knoten Sie Ihr Therapieband so, dass es geschlossen ist. **(1)**
- Legen Sie das Band gekreuzt um Ihren Fuß und ziehen Sie diesen gegen den Widerstand zu sich heran. Drücken Sie die Kniekehle zu Boden. Achten Sie darauf, dass der Fuß gerade herangezogen wird und das Bein weder nach innen noch nach außen fällt. **(2)**
- Wiederholen Sie in 3 Sätzen zu 12 Wiederholungen.

**1.**

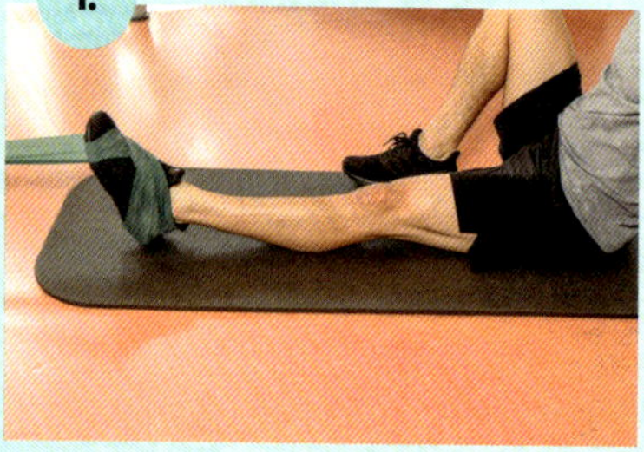

**2.**

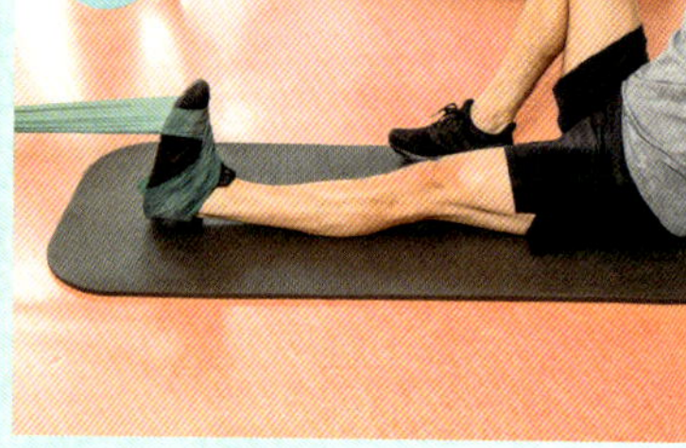

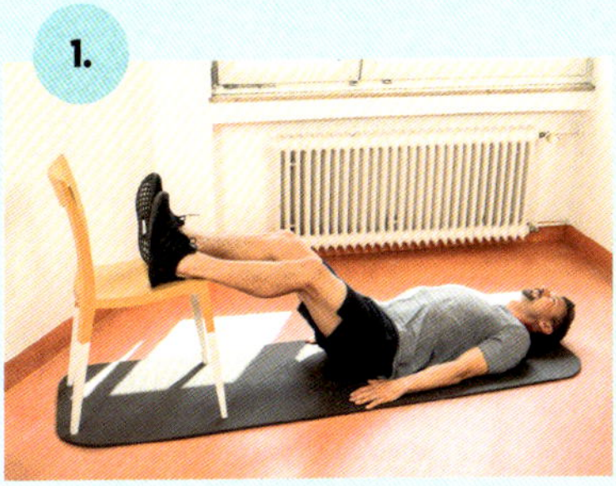


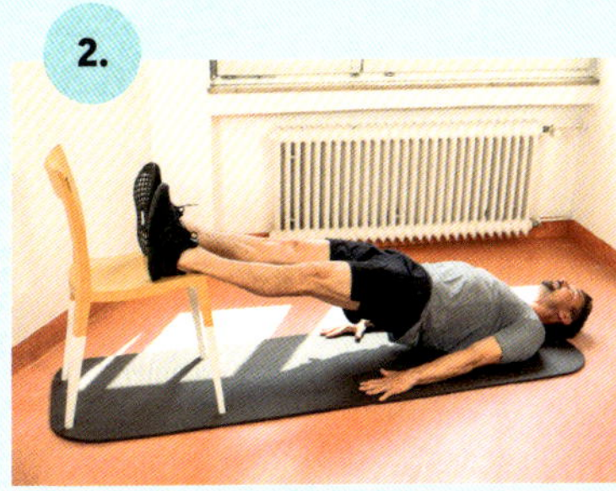


## Training der hinteren Beinmuskulatur

- Legen Sie sich auf den Rücken und positionieren Sie Ihre Füße mit gebeugten Beinen auf einen Stuhl. Die Arme liegen neben dem Körper. **(1)**
- Heben Sie das Becken so weit, wie Sie können, vom Boden ab und senken Sie es wieder. Das Becken wird bei der Abwärtsbewegung nicht wieder am Boden abgelegt. **(2)**
- Diese Übung wiederholen Sie in 3 Sätzen zu 15 Wiederholungen.

## Training der hinteren Beinmuskulatur mit dem Rollbrett

- Legen Sie sich auf den Rücken und positionieren Sie Ihre Füße auf ein Rollbrett. Die Arme liegen neben dem Körper. **(1)**
- Heben Sie das Becken vom Boden ab. Beugen und strecken Sie die Beine und halten Sie dabei Ihr Becken in der Schwebe stabil. **(2)**
- Diese Übung wiederholen Sie in 3 Sätzen zu 8 Wiederholungen.

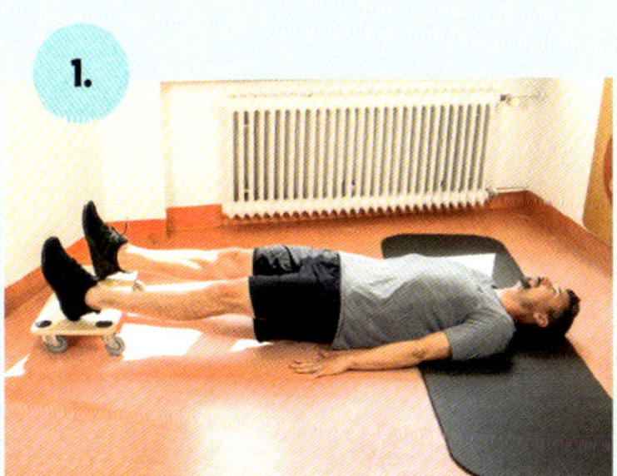


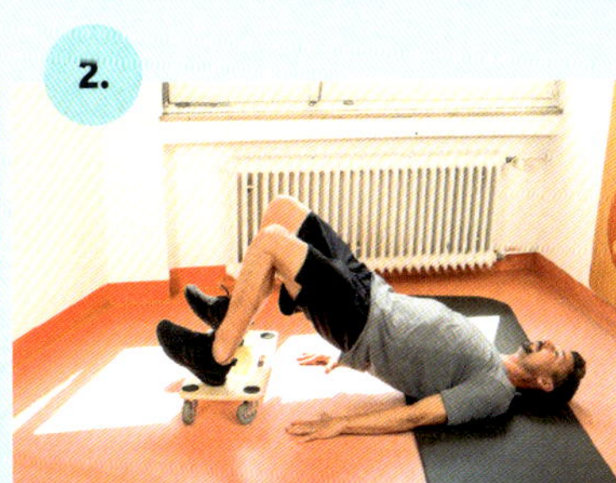

1.

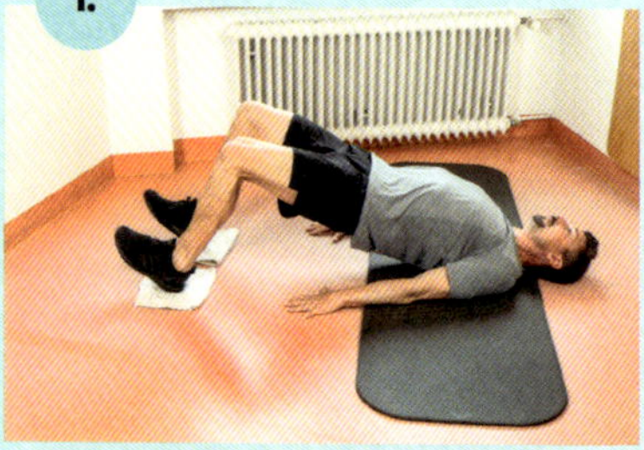

2.

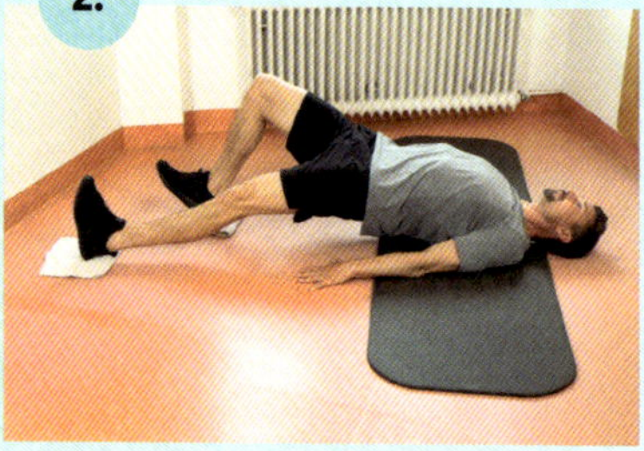

## Fortgeschrittenes Training der Beinbeuger

- Für diese Übung benötigen Sie zwei kleine Handtücher oder Filzgleiter. Legen Sie sich auf den Rücken und stellen Sie Ihre Füße auf die Handtücher bzw. Filzgleiter. **(1)**
- Heben Sie, wie in den vorigen Übungen, das Becken vom Boden ab und bewegen Sie nun gegengleich Ihre Beine in Beugung und Streckung. Achten Sie darauf, dass das Becken nicht abgelegt wird und auch nicht auf einer Seite abfällt. **(2)**
- Diese Übung wiederholen Sie in 3 Sätzen zu 8 Wiederholungen, wobei der Wechsel zwischen rechtem und linkem Bein als eine Wiederholung zählt.

1.

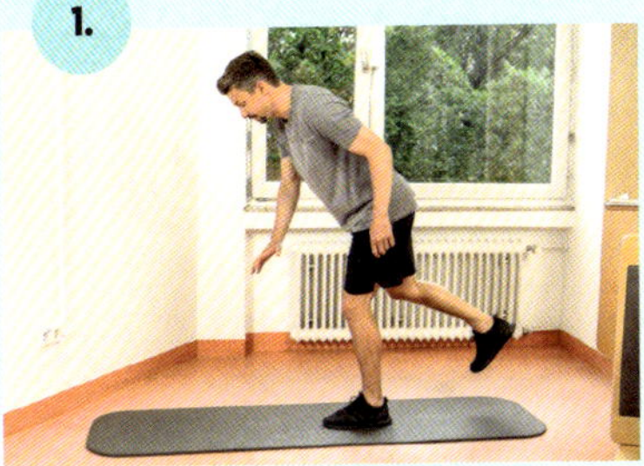

2.

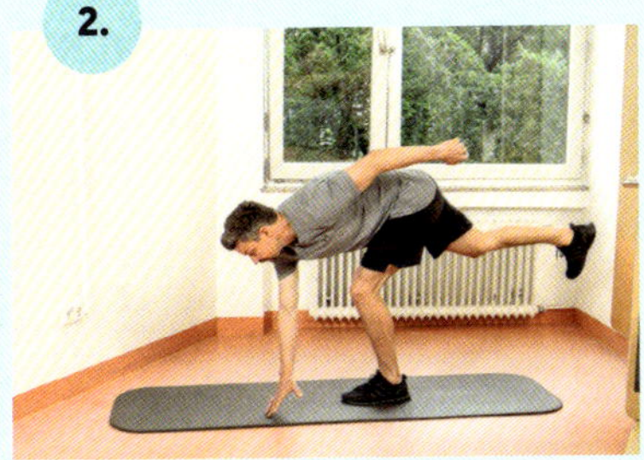

## Stabilisations- und Gleichgewichtstraining

- Ausgangsstellung ist der Einbeinstand. **(1)**
- Beugen Sie das Standbein so weit, dass es Ihnen gelingt, mit der gegenüberliegenden Hand den Boden zu berühren. Danach richten Sie sich wieder auf. Achten Sie dabei auf Ihre Knieachse. Das bedeutet, dass das Knie während der Übung gerade über der Mitte des Fußes bleibt und weder nach innen noch nach außen fällt oder abknickt. **(2)**
- Diese Übung wiederholen Sie in 3 Sätzen zu 8 Wiederholungen und wechseln Sie dann auf die Gegenseite.

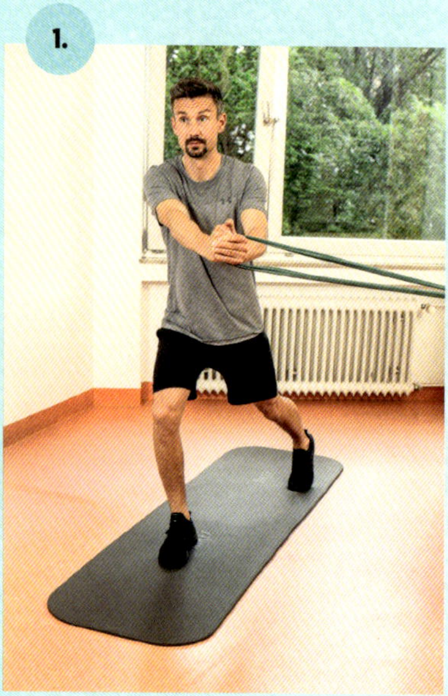


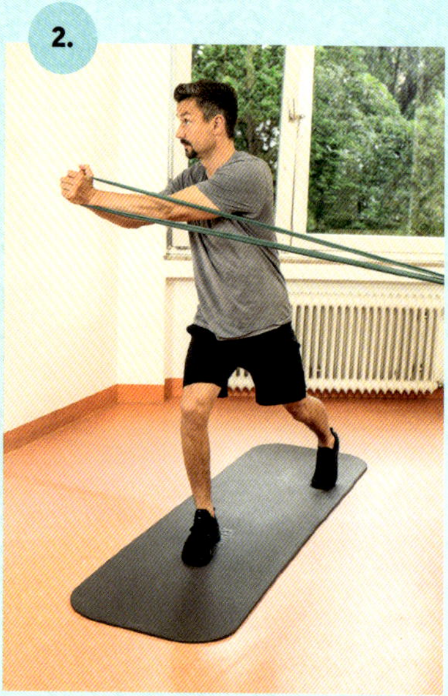


## Kniestabilisation mit dem Therapieband

- Suchen Sie eine Möglichkeit zur Fixierung eines Therapiebandes. Stellen Sie sich in Schrittstellung auf. Das operierte Bein steht auf der dem Therapieband abgewandten Seite. Das operierte Bein steht vorne, Knieachse über dem Fuß. Das nicht operierte Bein steht parallel in Schrittstellung hinten, Ferse abgehoben vom Boden. **(1)**
- Ziehen Sie das Therapieband mit gestreckten Armen zur geschlossenen Seite und halten Sie dabei die Knieachse des gebeugten Knies stabil (Stabilisationstraining). **(2)**
- Führen Sie diese Übung in 3 Sätzen zu je 12 Wiederholungen aus. Wiederholen Sie die gleiche Übung danach auf der Gegenseite.

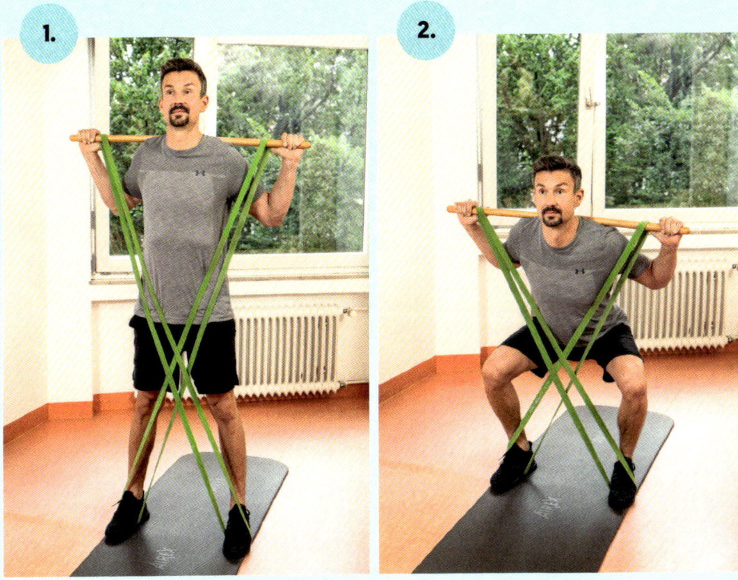


## Kniebeuge mit Therapiebändern

- Nehmen Sie zwei Therapiebänder und einen Holzstab oder einen festen Besenstiel und fixieren Sie die Therapiebänder gekreuzt unter Ihren Füßen und an den Stabenden. Legen Sie den Stab auf Ihrer Schulter ab. **(1)**
- Stellen Sie sich etwas mehr als hüftbreit auf und lassen Sie sich vom Zug der Therapiebänder in eine Kniebeuge »squat position« nach unten ziehen. Achten Sie dabei auf einen geraden Rücken. Drücken Sie den Stab gegen den Widerstand der Therapiebänder wieder nach oben und spannen Sie am Ende der Bewegung Ihr Gesäß an. **(2)**
- Wiederholen Sie diese Übung in 3 Sätzen zu 15 Wiederholungen.

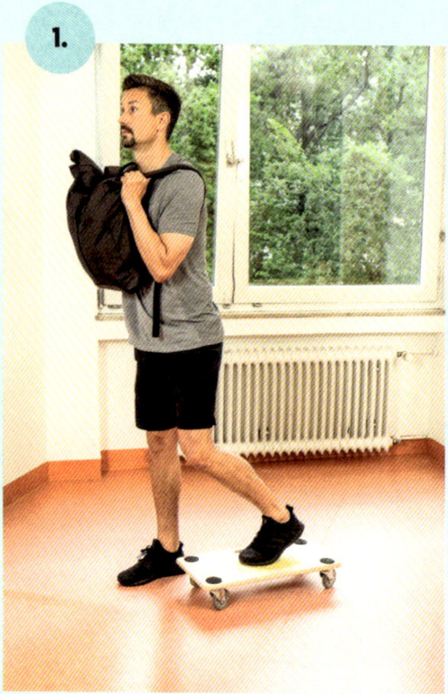

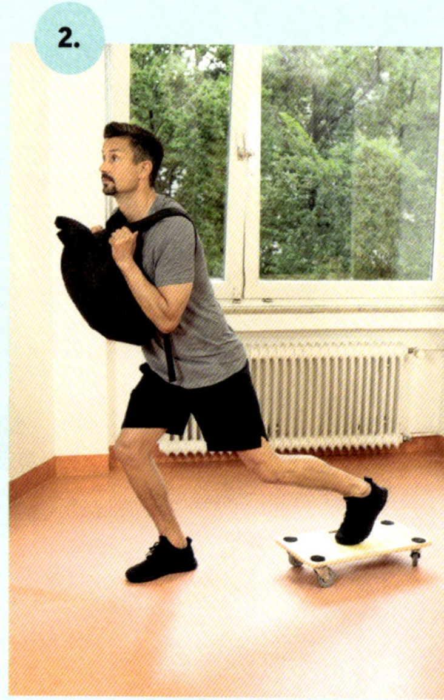

## Ausfallschritt mit Rollbrett und Gewichtssack

- Für diese Übung eignet sich ein Rollbrett aus dem Baumarkt, ein Skateboard oder ein gleitfähiger Stoff. Außerdem benötigen Sie ein Gewicht, zum Beispiel einen gefüllten Rucksack. Nehmen Sie das Gewicht bzw. den Rucksack vor die Brust. Stellen Sie ein Bein auf das Rollbrett oder Skateboard. **(1)**
- Schieben Sie das Bein auf dem Rollbrett nach hinten in einen Ausfallschritt. Beugen Sie hierbei das andere Bein. Achten Sie auf einen geraden Rücken und auf Ihre Knieachse. **(2)**
- Wiederholen Sie diese Übung in 3 Sätzen zu 10–12 Wiederholungen. Danach das Gleiche auf der Gegenseite.

Die ersten fünf Übungen (Verbesserung der Kniestreckung, Training der hinteren Beinmuskulatur, Training der hinteren Beinmuskulatur mit Rollbrett, fortgeschrittenes Training der Beinbeuger sowie das Stabilisations- und Gleichgewichtstraining) zeigen eine physiotherapeutische Behandlung direkt nach der OP.
Die nachfolgenden Übungen (Kniestabilisation mit dem Therapieband, Kniebeuge mit Therapiebändern sowie Ausfallschritt mit Rollbrett und Gewichtssack) zeigen den tatsächlichen Kraftaufbau und das sportartenspezifische Training zur Rehabilitation bzw. zum Athletiktraining als zweiten Behandlungsabschnitt infolge einer Operation.

Oftmals werden Konsolidierungs- und Umbauphase von erfahrenen Athletiktrainern*innen betreut oder zumindest neben den Physiotherapeuten*innen begleitet. Für Amateur- und Freizeitsportler*innen, die sich an den kurzen Genesungszeiten von Profisportlern*innen und deren Methoden orientieren wollen, empfiehlt sich in der Konsolidierungsphase die Aufnahme des Trainings im Fitnessstudio mit entsprechender Begleitung durch geschultes Personal oder sogar die Begleitung durch eine/n Personal Trainer*in. Auf diese Weise können auch Amateur- und Freizeitsportler*innen schneller zu ihrem ursprünglichen Leistungsniveau zurückfinden.
Patienten*innen ohne sportliche Ambitionen oder ohne Erfahrung sollten im Rahmen der Konsolidierungsphase ebenfalls einen Plan mit einfachen Übungen bekommen: Sie selbst können dadurch dazu beitragen, die Bewegungen Ihres Alltags und die Anforderungen Ihres Berufs möglichst bald wieder beschwerdefrei auszuführen.

### Umbauphase

Die sogenannte Umbauphase beginnt etwa ab Tag 60 nach der Operation.

Auch während dieser Phase findet weiterhin ein intensiver Umbau des Kollagens statt. Erst nach etwa 150 Tagen nimmt der Umbau ab, da sich das anfänglich sehr filigrane Kollagen Typ 3 zu dem festen und belastbaren Kollagen Typ 1 verändert hat.

In der Umbauphase ist die eigentliche physiotherapeutische Behandlung meist schon abgeschlossen. Das Training und die Belastung im Alltag werden in dieser Phase an das ursprüngliche Trainings- und Belastungspensum herangeführt. Dieses Heranführen an das frühere Leistungsniveau wird selten von den ursprünglich behandelnden Physiotherapeuten*innen begleitet, meist sind Sport- oder Fitnesstrainer*innen, entsprechend ausgebildete Physiotherapeuten*innen, z. B. Sportphysiotherapeuten*innen mit entsprechenden Trainingsgeräten in Ihrer Praxis oder auch Sie selbst damit befasst, die volle Einsatzfähigkeit wiederzuerlangen.

Dennoch klagen viele in dieser Phase gelegentlich über Schmerzen sowie darüber, dass sie die Beweglichkeit nicht mehr erreichen oder aber, dass die Bewegungen nicht mehr so »rund« und geschmeidig ablaufen wie vor der Verletzung. Gerade für Sportarten oder Aktivitäten, in denen es auf langjährig einstudierte Bewegungsmuster ankommt, kann dies hinderlich sein.

Nicht zuletzt werden Sie in dieser Phase zusehends die Erfahrung machen, dass sich die Geschwindigkeit anfänglich gemachter Fortschritte mit der Dauer der Rehabilitation verlangsamt. Das heißt, dass die letzten 10 % bis zur vollen Wiederherstellung oft mehr Mühe und Fleiß erfordern als die 90 % davor. Sah und spürte man die Fortschritte anfänglich fast täglich, benötigt es gegen Ende oft Wochen für kleine Verbesserungen. Daher sei auch hier nochmals bemerkt: Seien Sie geduldig mit sich, von Anfang bis Ende.

Zurück zum Gefühl des »unrunden« Laufens und Bewegens: Hier kommt aus physiotherapeutischer Sicht oftmals ein Thema zum Tragen, welches trotz seiner Häufigkeit kaum bekannt ist. Es geht dabei um die verletzungs- und operationsbedingten Narben und deren Behandlung. Wie bereits oben in der Proliferationsphase beschrieben, ist die Pflege der Narben ein wichtiger Bestandteil in der Behandlung kurz nach einer Operation.

Doch auch im weiteren Verlauf der Wundheilung und lange darüber hinaus spielen Narben und deren Behandlung eine oft übersehene oder zumindest unterschätzte Rolle. Dabei ist der Effekt, den Entzündungen und Narben auf den Körper haben können, geradezu naheliegend und leicht nachvollziehbar.

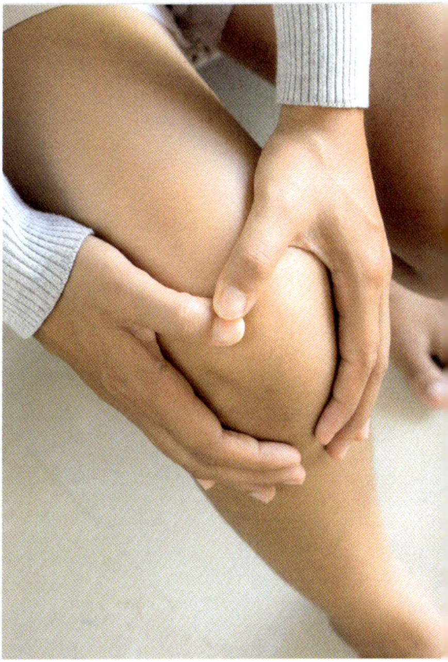

Schmerzen können durchaus während der Heilung auftreten.

Jede Entzündung und jede äußerliche und auch innerliche Narbe hinterlassen im faszialen Gewebe eine Verklebung. Das fasziale Gewebe ist überall in unserem Körper zu finden und umschließt nicht nur Muskulatur, Gelenke, Knochen, Sehnen und Bänder, sondern sogar die inneren Organe. Es besteht u. a. aus Kollagenen, verschiedenen Klebestoffen und Wasser. Seine Bestandteile sorgen somit für Stabilität, Elastizität und auch für eine Gleitfähigkeit der Gewebe untereinander.

Zahlreiche lang andauernde Beschwerden können mit solchen Verklebungen aufgrund von Entzündungen oder Narben zusammenhängen, da die reibungslose Bewegung der Gewebe untereinander unter Umständen be-

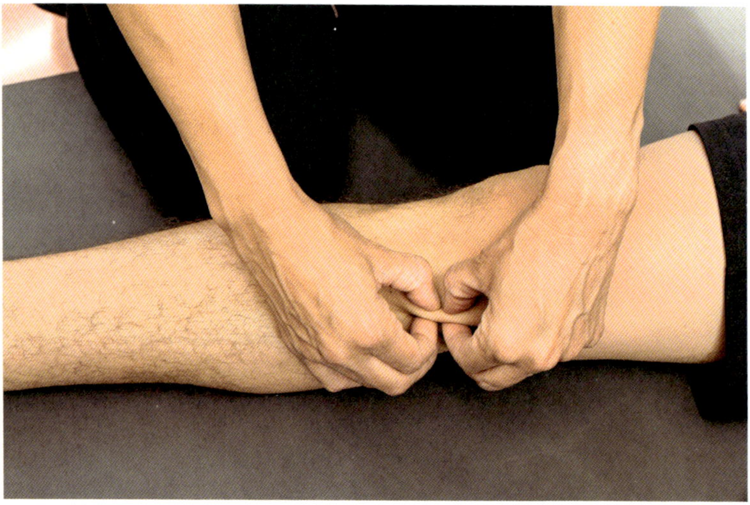

*Fasziale Verklebungen zu lösen ist leicht schmerzhaft, aber wohltuend.*

hindert ist. Da das Wissen um dieses Thema nicht sehr verbreitet ist, leiden manche Patienten zusätzlich darunter, dass »mechanisch« alles in Ordnung zu sein scheint, die Beschwerden und die Bewegungseinschränkung bis hin zur Fehlhaltung jedoch fortbestehen. Außerdem können anhaltende leichte Schwellungen ihre Ursache darin haben, dass der Abtransport der lymphatischen Flüssigkeit durch Verklebungen des faszialen Gewebes eingeschränkt ist.

Wie schon oben in der Proliferationsphase beschrieben, ist es sinnvoll, die äußerlich sichtbare Narbe nach der Entfernung der Wundfäden zum Beispiel mit Kakaobutter schon frühzeitig geschmeidig zu halten und zu pflegen. Darüber hinaus ist es oft sehr hilfreich, auch das darunterliegende verklebte Gewebe mit speziellen Handgriffen, wie sie im Rahmen der Narbentherapie nach Boeger® entwickelt wurden, zu behandeln. Hierdurch lassen sich die faszialen Verklebungen lösen und die eingeschränkte Bewegung und der Lymphtransport wieder herstellen.

Halten wir fest, dass nach einer Operation des vorderen Kreuzbands die physiotherapeutische Behandlung ein entscheidendes Element für die zügige Genesung und dauerhafte Wiederherstellung des Knies ist. So ist bei Ihrer Genesung nicht nur eine vertrauensvolle Zusammenarbeit zwischen Physiotherapeut*in und Ihnen entscheidend, sondern auch das Verständnis, dass Sie selbst einen Beitrag leisten können: Führen Sie die Übungen möglichst täglich aus, ohne dabei zu übertreiben. So kann ein Heilungsprozess gelingen, der so kurz wie möglich, aber dennoch so lange wie nötig dauert.

## Gut zu wissen!

- In der Umbauphase ist die rein physiotherapeutische Behandlung in der Regel abgeschlossen.
- Je nach Ambition wird sie durch das allgemeine Athletiktraining abgelöst.
- Gelegentlich können in der Umbauphase noch Gelenkfunktionsstörungen auftreten.
- Funktionsstörungen beruhen unter Umständen auf faszialen Verklebungen.
- Bei faszialen Verklebungen empfiehlt sich eine physiotherapeutische Nachbehandlung.

# Zurück in den **Alltag**

**Im vorangegangenen, physiotherapeutisch geprägten Teil lag das Hauptaugenmerk auf den ersten Wochen nach der Operation. Das Ziel war das Erreichen einer gewissen Alltagsfähigkeit. Im nun folgenden Kapitel geht es um den »Return-to-Activity«. Dabei berücksichtigen wir die erste Phase direkt nach der Akutbehandlung bis hin zur vollständigen Rückkehr in den Alltag.**

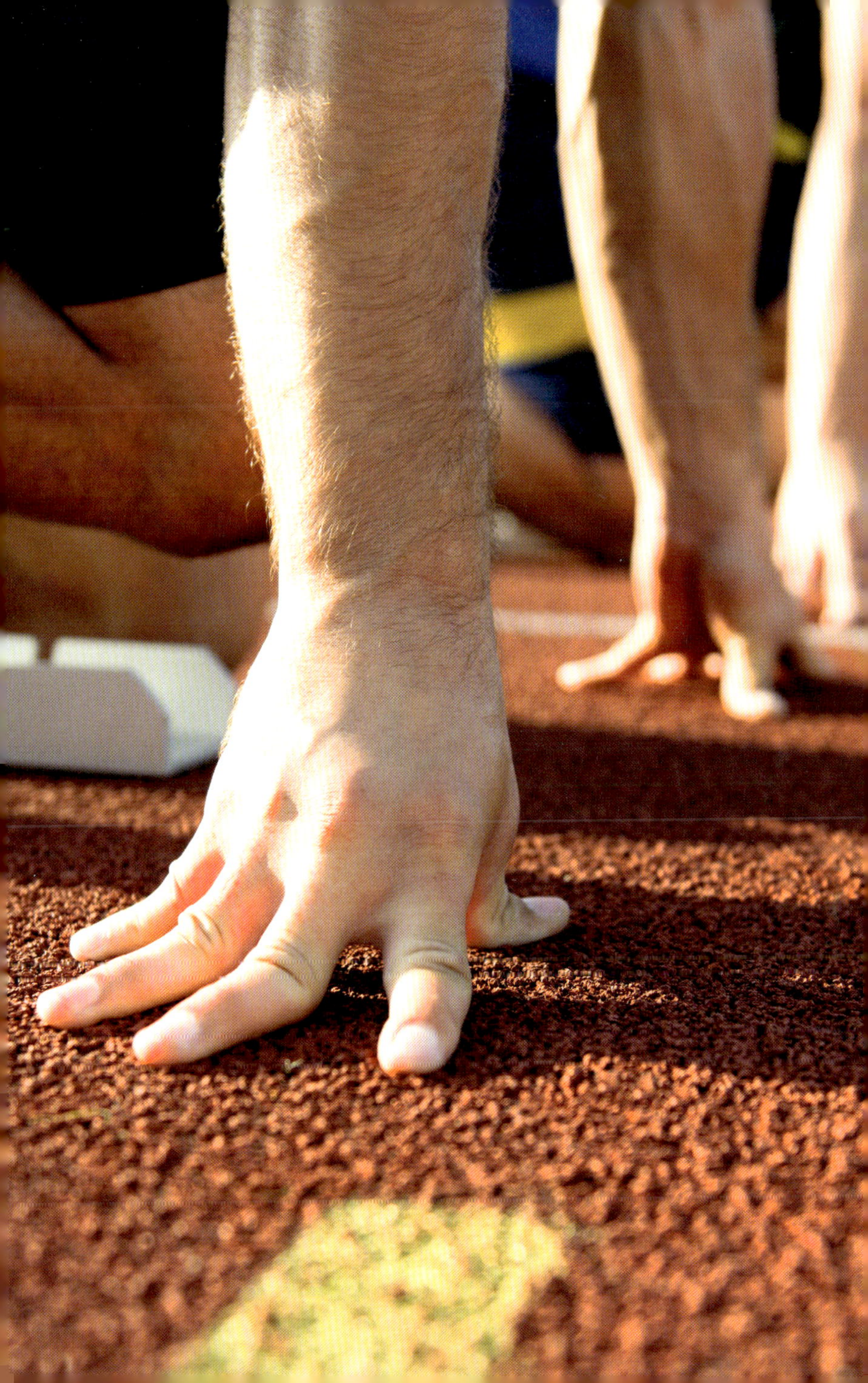

# Welche **Voraussetzungen** müssen gegeben sein?

## Heilungsphasen einhalten

Die Grundlagen der biologischen Heilung haben weiterhin oberste Priorität bei der Freigabe für das nun folgende und sich stetig steigernde Training. Wie schon erwähnt, herrscht besonders im Profisport großer Druck, möglichst schnell nach einer Verletzung zurück zu sein, da finanzielle und sportliche Aspekte bei langen Ausfallzeiten eine große Rolle spielen. Hier wird alles für den Sportler, die Sportlerin getan, um ihn und sie auf einem hohen Leistungsniveau zurückkehren zu lassen. Der biologische Heilungs-

### **Kriterien** nach operativer Phase

- Reizfreiheit der Wunde
- keine entzündlichen Prozesse
- keine Schwellung/Ergussbildung
- kein Schmerz
- volle Belastbarkeit ohne jegliche Hilfsmittel (Krücken, Schiene etc.)

verlauf kann aber auch im Hochleistungssport nicht beschleunigt werden, auch hier orientieren sich die verschiedenen Trainingsstufen an den genannten biologischen Heilungsphasen. Gleiches gilt für Hobbysportler – mit Geduld und Ausdauer kommen Sie Ihrem Ziel näher.

Auch sechs Monate nach einer Operation finden noch Umbauprozesse im Rahmen der Ligamentisierung statt, und häufig sind noch Defizite in den Bereichen Propriozeption (Tiefensensibilität), Muskelkraft und neuromuskulärer Kontrolle feststellbar.

Im professionellen Sport werden diese Kriterien oft aufwändig überprüft und die Trainingsprogramme stetig und ständig individualisiert und angepasst. Ein Gelegenheits-, Freizeit- oder leistungsorientierter Hobbysportler hat hingegen meist keine durchgehende Betreuung in der Rehabilitation und weiß daher eher nicht, wann er die Belastung steigern kann oder wann z.B. mit einem Lauftraining gestartet werden kann. Selbstverständlich wird er in krankengymnastischen Sitzungen weiterhin so gut wie möglich auf eine Rückkehr in den Sport vorbereitet. Je nach Eigen- (Patient*in) oder Fremdempfinden (Therapeut*in) kann jedoch eine unterschiedliche Einschätzung bezüglich des bereits Erreichten bestehen. Durchaus sind den physiotherapeutischen Betreuer*innen durch Verordnungsrestriktionen oder aus terminlichen Gründen Grenzen in der Begleitung beim Wiedereinstieg gesetzt. Genau hier besteht die Gefahr, zu früh in das Training oder den Wettkampf einzusteigen. So erhöht sich das Risiko eines erneuten Risses. Aus diesem Grund ist es für Sie von entscheidender Wichtigkeit, Belastungskriterien zu überprüfen oder überprüfen zu lassen, sprich zu der verordneten Therapie möglichst viel Eigenregie für ein optimales Ergebnis an den Tag zu legen. Natürlich muss immer wieder erwähnt werden, dass auch hier das Maß an Aufwand und Fleiß sich an Ihren persönlichen Zielen orientiert, nicht jeder will und muss zu einem »Hochleistungsrennpferd« trainiert werden. Beim Betrachten der weiteren Ausführungen werden Sie jedoch merken, dass eine gewisse »Basis« an Trainingseinheiten für ein gutes Ergebnis unumgänglich ist.

## Einen Rehaplan entwickeln

Die kommenden Kriterien dienen den Therapeut*innen als Orientierung und sind individuell unterschiedlich, ebenso wie der bereits mehrfach beschriebene Ablauf biologischer Aspekte der Wundheilung, der Ablauf entzündlicher Phasen, die Anpassung unterschiedlicher Gewebe oder funktionelle Gesichtspunkte wie motorische Testverfahren. Ihre Selbsteinschätzung als Patient*in ist dabei ein bedeutsamer Faktor, welcher in Fragebögen überprüft werden kann. Hier können Sie den Fragenbogen herunterladen: *www.digotor.info*

So ist es zum Beispiel besonders wichtig, individuelle, nur für Sie persönlich geltende »Benchmarks« während der Rehabilitation zu erstellen, um das Training dem Stand entsprechend anzupassen und individuell und Ihrem Niveau entsprechend zu trainieren.

Da es dabei vor allem darum geht, wie und wann man die Belastung optimal steigern kann, empfiehlt es sich, die jeweiligen Schritte in der Therapie nach objektiven Parametern abzuleiten. Dafür wurde neben anderen

*Return to Activity![5]*

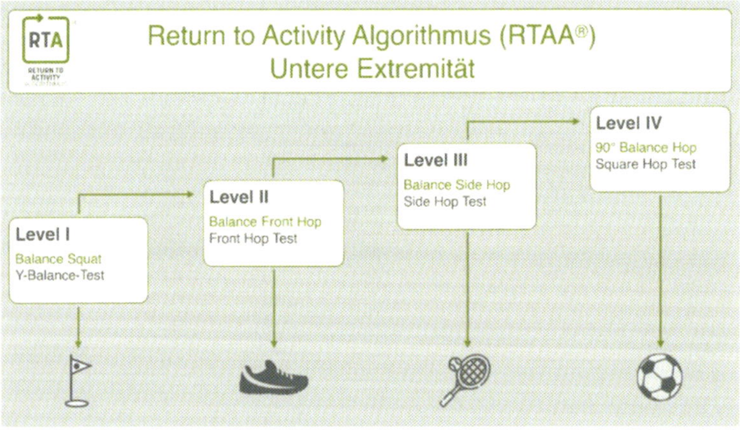

# **Risikofaktoren** beachten

Diese Risikofaktoren konnten im Teamsport bisher identifiziert werden[4; 9]:

- Einbeinige Landung nach einem Sprung,
- fixierter Fuß und Körpergewichtsverlagerung über das verletzte Bein,
- plötzliches Abstoppen bei gleichzeitigem Richtungswechsel und gleichzeitiger Drehbewegung,
- plötzliches Abstoppen und gleichzeitiger langer Ausfallschritt,
- seitliche Nachstellschritte während des Abbremsens.

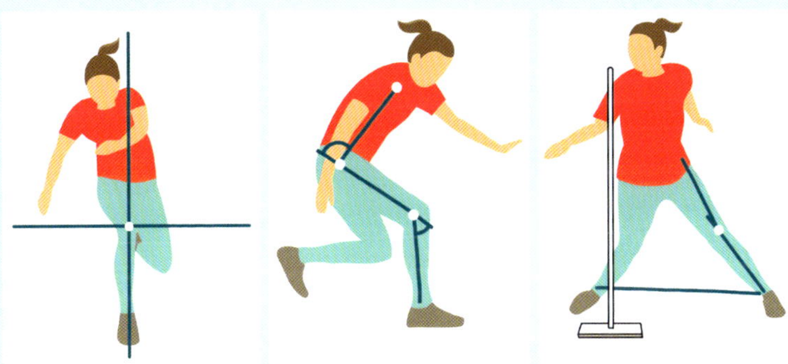

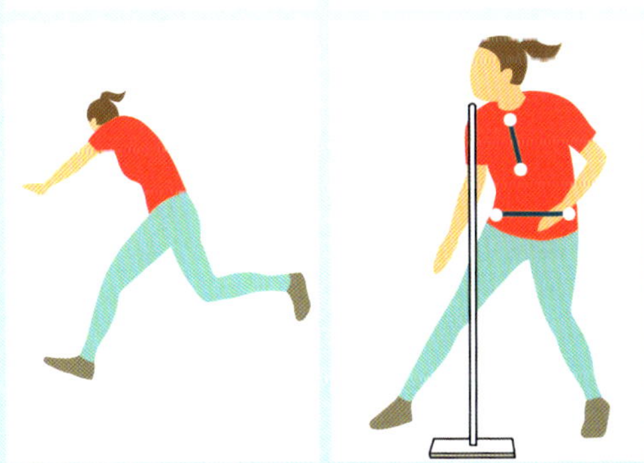

*Risikofaktoren minimieren ist ein zentraler Punkt bei der Rückkehr in den Sportalltag.*

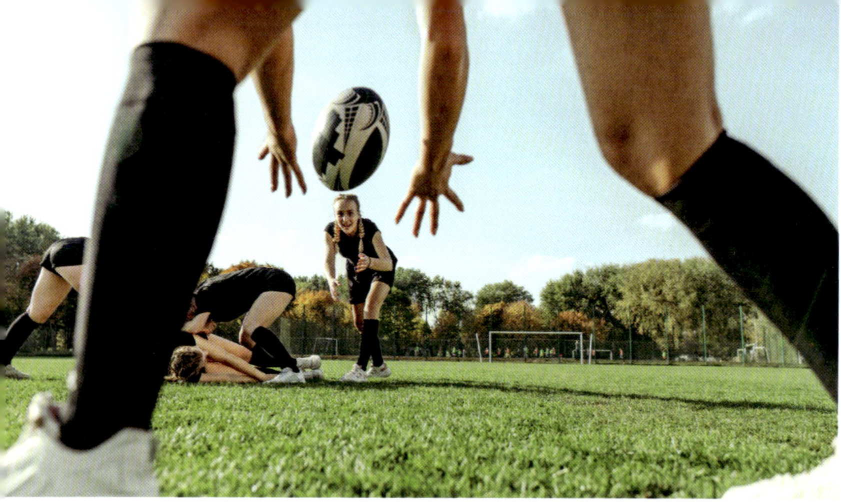

*Return to play*

z.B. der Return-to-Activity-Algorithmus (RTAA) entwickelt[5], der als Grundlage für das weitere Vorgehen und mögliche Übungen/Tests dienen kann.
Funktionelle Einschätzungen anhand von Tests sollen im Reha-Prozess Defizite aufzeigen und eine Entscheidungshilfe bieten, wann und wie belastet werden sollte und wie ein konkreter Rehaplan aussehen könnte. Die hier folgenden, ausgewählten Tests sind für die meisten Sportler*innen unterschiedlichen Niveaus ideal, da diese mit einem geringen Materialaufwand für sie, aber auch für nichtmedizinisches Personal wie Trainer*innen und Übungsleiter*innen leicht zu erlernen sind.

Wichtig für das Verständnis der Notwendigkeit bestimmter qualitativer und quantitativer körperlicher Fähigkeiten bis hin zur Ableitung einer dann abschließenden Return-to-Sports-Entscheidung ist das Wissen über mögliche frühere und noch bestehende Verletzungsmechanismen. Nochmals sei hier erwähnt, dass über 85% der Kreuzbandverletzungen ohne äußeren Einfluss als sogenannte Non-Kontakte oder durch einen indirekten Kontakt-Verletzungsmechanismus entstehen[3].

## Rückkehr in die Aktivität

Für eine Rückkehr in den Sport kann folgende Einteilung von Keller et al. als Orientierungshilfe[5] genommen werden.

### Return-to-Activity

Unter Return-to-Activity versteht man das Wiedererlangen der Basisfunktionen, wie zum Beispiel das Stehen auf einem Bein, Kniebeuge oder diverse Sprünge. Diese Fähigkeiten gelten als Mindestvoraussetzung, um die entsprechende Sportart wieder ausüben oder einer bestimmten Tätigkeit wieder nachkommen zu können.

### Return-to-Sport

Return-to-Sport ist dann erreicht, wenn der Sportler wieder sportartenspezifisch trainieren kann. Voraussichtlich wird dieses Niveau am Ende der Rehabilitation erreicht. Dann können Teile des Mannschaftstrainings wieder durchgeführt werden.

### Return-to-Play

Return-to-Play bezieht sich auf die Rückkehr zur vollen Sportfähigkeit. Der Sportler ist entsprechend seiner Funktion wiederhergestellt, gesund, hat keine Einschränkungen mehr und kann beispielsweise bei Teamsportarten uneingeschränkt am gesamten Mannschaftstraining teilnehmen.

### Return-to-Competition

In Return-to-Competition kann der Sportler wieder über die gesamte Dau er oder den gesamten Umfang am Wettkampf teilnehmen.

### Return-to-Performance

Unter Return-to-Performance ist die volle Leistungsfähigkeit zu verstehen. Diese kann wieder erreicht sein, obwohl der Sportler aus diversen Gründen noch nicht am Wettkampf teilnehmen kann. Ein Sportler kann auch wieder am Wettkampf teilnehmen, obwohl er seine volle Leistungsfähigkeit noch nicht erreicht hat.

Jede der genannten Stufen endet mit dem erfolgreichen Absolvieren einiger funktioneller »Tests« (s. S. 75), bevor man auf das nächste, schwierigere Level steigen darf. Ist der entsprechende Test nicht erfolgreich oder kann nur mit Mängeln durchgeführt werden, werden die aufgezeigten Defizite zunächst erneut bearbeitet, bevor es weitergeht – auch wenn dieses etwas mehr Zeit als geplant in Anspruch nimmt. Würde man dies nicht beherzigen und aus Zeit- oder Zielgründen einfach weitertrainieren, wäre es wie beim Erlernen einer Fremdsprache oder der Mathematik: Anfänglich aufgekommene Defizite schleppt man mit und machen ein Weiterkommen ab einem gewissen Niveau sehr schwer bis manchmal unmöglich.

## **Gut** zu wissen!

Voraussetzungen zur Durchführung der Tests auf dem jeweiligen »Return-to-xxx«-Niveau:

- Ärztliche Freigabe für eine Return-to-Sport-Untersuchung
- die Sportler*innen sind schmerzfrei und nehmen keine Schmerzmittel mehr
- Testzeitpunkt frühestens 24 Stunden nach letzter sportlicher Belastung
- keine Temperaturerhöhung im Kniegelenk – im Seitenvergleich <2 Grad Differenz (Messung kann mit einem Infrarotthermometer kostengünstig erfolgen)
- keine Schwellung mehr im Gelenk
- Bewegungsausmaß des Kniegelenks sollte seitengleich sein
- Kein Belastungsschmerz mehr

# Die **Übungen** starten

## Die jeweiligen Sport- und Aktivitätslevel

Unabhängig von der Phase im oben genannten Return-to-Sport-Algorithmus kann die Leistungsfähigkeit bzw. die Belastungsintensität in der jeweiligen Sportart einer Sportlerin oder eines Sportlers in vier unterschiedliche Schwierigkeitsstufen bzw. Level unterteilt werden. Es liegt in der Natur der Sache, dass »einfachere« Sportarten wir z.B. Laufen oder Radfahren auch auf hohem Niveau schneller wieder erreicht werden können als »komplexere« Sportarten wie z.B. Basketball oder Tennis. Im Umkehrschluss bedeutet dies auch, dass – um im Bild zu bleiben – die genannten einfacheren Sportarten (Radfahren, Schwimmen) möglicherweise einen schnelleren Return-to-Sport-Algorithmus erlauben, als dies bei Mannschaftssportarten wie Handball oder Fußball zu erwarten wäre. Für Sie heißt dies einmal mehr: Es sind IHR Knie und IHR Ziel bzw. IHR Wunschsport – so müssen es auch IHRE Phasen und IHRE Belastungslevel werden. Orientieren Sie sich dabei nicht an anderen Verletzungs- (und somit auch Erfolgs- oder Misserfolgs-)Geschichten, sondern planen und schreiben Sie Ihre individuelle Geschichte – so haben Sie die höchste Wahrscheinlichkeit für einen erfolgreichen Heilungsverlauf.

Zunächst gibt es ein paar vorbereitende Übungen für das Level. Danach folgen zu jedem Level zuerst ein qualitativer und dann ein quantitativer Test. Mit dem qualitativen Test wird überprüft, ob die geforderte Bewe-

| Level | Sportaktivität | Beispielhafte Alltags- und Berufsaktivität |
|---|---|---|
| 1 | Sportarten ohne Sprünge (z. B. Golf) | Alltagsbelastungen wie Gehen und Treppensteigen |
| 2 | Dynamische Sportarten mit Bewegungen in der sagittalen (seitlichen) Ebene ohne Dreh- und Stoppbewegungen (z. B. Joggen und Rennen) | Leichte körperliche Arbeit mit möglichen Impacts (Kurierwesen) |
| 3 | Dynamische Sportarten mit seitlichen Bewegungen ohne Gegnerkontakt (z. B. Tennis, Squash, Schifahren) | Harte körperliche Arbeit mit möglichen Impacts (z. B. Feuerwehr) |
| 4 | Dynamische Sportarten mit Gegnerkontakt, Dreh- und Stoppbewegungen (z. B. Fußball, Basketball, Volleyball) | Aktivitäten wie Sportlevel 4 (Sondereinsatzkommando) |

*Angepasst aus: Keller, Kurz, Schmidtlein, Welsch & Anders (2016). Sportverletzungen Sportschaden*[5]

gung sauber ausgeführt werden kann. Dies ist immer Voraussetzung für den quantitativen Test, bei dem es um die Erfassung der entsprechenden Performance geht. Wird ein Level erfolgreich absolviert, so erhält die Sportlerin, der Sportler die Freigabe für die zugehörige Sport- bzw. Alltagsaktivität.

Im Folgenden möchten wir Ihnen Beispiele für Übungen und Tests zeigen, welche in Absprache mit Ihrer Ärztin, Ihrem Arzt und Physio- oder Fitnesstherapeutin bzw. -therapeuten in Eigenregie oder angeleitet durchgeführt werden können.

# **Beurteilen** Sie sich selbst!

(Eigen-)Beurteilungskriterium für den **qualitativen** Test, gültig für alle Level:

| | **Frontalebene** | **Seitliche Ebene** |
|---|---|---|
| Fuß | Der Fuß kann bei der Kniebeuge/Landung am Boden gehalten werden. | |
| Beinachse | Das Knie kann in der Beinachse gehalten werden. | Bei der Kniebeuge/Landung können Knie- und Hüftgelenk flektiert werden. |
| Rumpf | Es kann vermieden werden, dass bei der Landung der Rumpf von der Körpermittelachse abweicht. | Der Rumpf kann in einer neutralen Ausrichtung parallel zum Unterschenkel gehalten werden. |

(Eigen-)Beurteilungskriterium für den **quantitativen** Test, gültig für alle Level: Dieses Kriterium ist der sogenannte Bein-Symmetrie-Vergleich (Engl.: Limb Symmetry Index (LSI)) zwischen gesunder und betroffener Seite:

$$\text{Limb Symmetry Index (LSI)} = \frac{\text{Bester Wert betroffenes Bein}}{\text{Bester Wert nicht betroffenes Bein}} \times 100$$

Bei gesunden Menschen geht man von einer Normabweichung von 10% aus[1], das heißt, dass der LSI bei sauberer Ausführung quantitativ auf der betroffenen Seite mindestens 90% so gut sein sollte wie auf der gesunden Seite (z. B. Grad an Beugung, Weite an Sprung etc.)

# Level 1

| Level | Sportaktivität | Beispielhafte Alltags- und Berufsaktivität |
|---|---|---|
| 1 | Sportarten ohne Sprünge (z. B. Golf) | Alltagsbelastungen wie Gehen und Treppensteigen |

## Übungen zur Vorbereitung auf die Tests

### Ausfallschritte vorwärts gegen ein Widerstandsband

- Ausgangsposition: neutraler Stand
- Machen Sie einen Ausfallschritt vorwärts gegen den Zugwiderstand. **(1)**
- Stoppen Sie die Bewegung einbeinig bei stabiler Beinachse ab und stoßen Sie sich zurück in die Standposition. **(2)**
- Führen Sie die Übung für 3 Sätze à 10 Wiederholungen durch.

### Einbeinkniebeuge mit Unterstützung

- Ausgangsposition: Kniebeuge (einbeinige Unterstützung mit Ball) **(3)**
- Beugen Sie Knie und Hüfte gleichmäßig und belasten Sie möglichst die Seite ohne Unterstützung (Knie und Fußspitze in einer Linie halten). **(4)**
- Führen Sie die Übung für 3 Sätze à 10 Wiederholungen durch.

1.

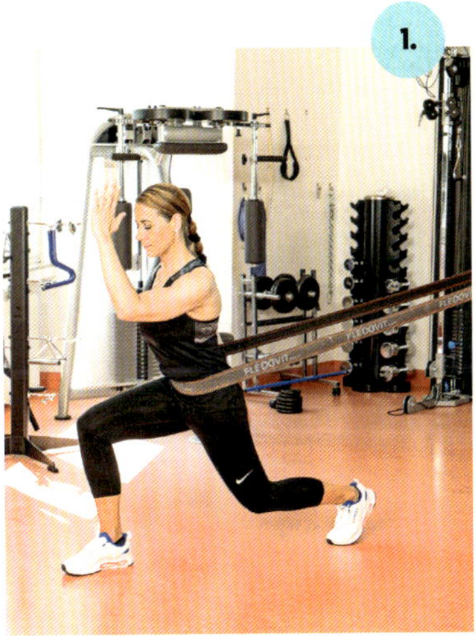

2.

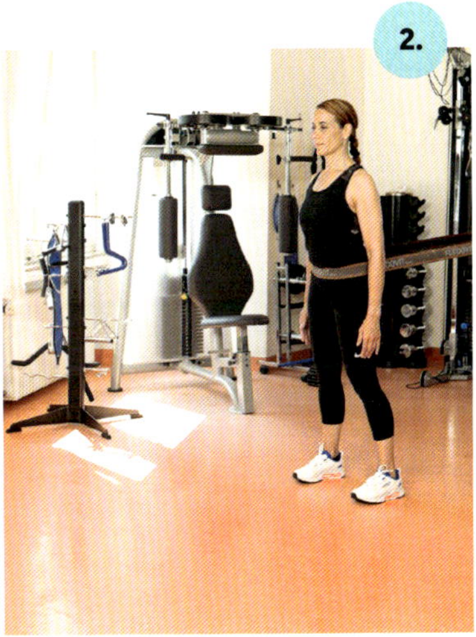

3.

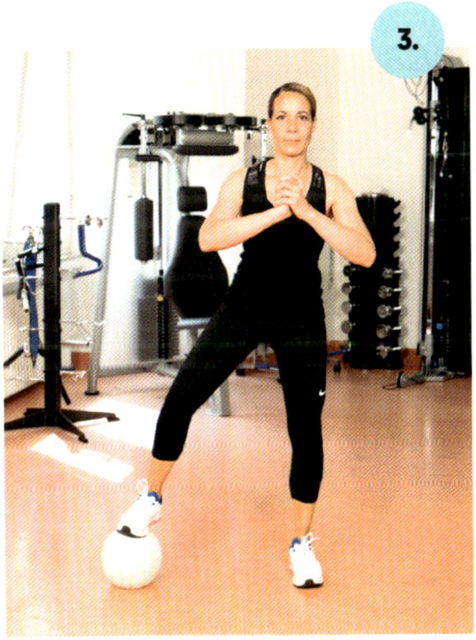

4.

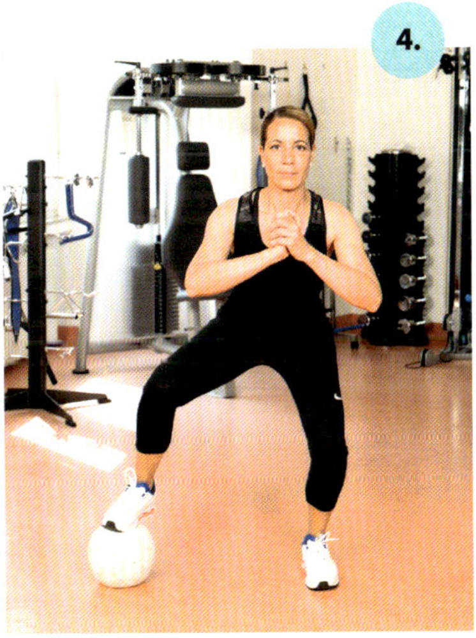

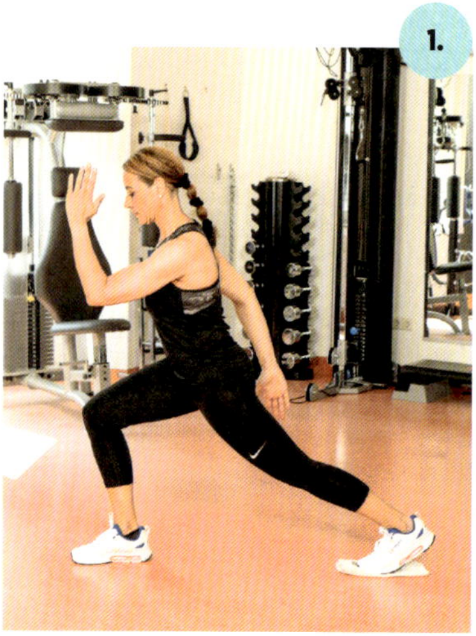


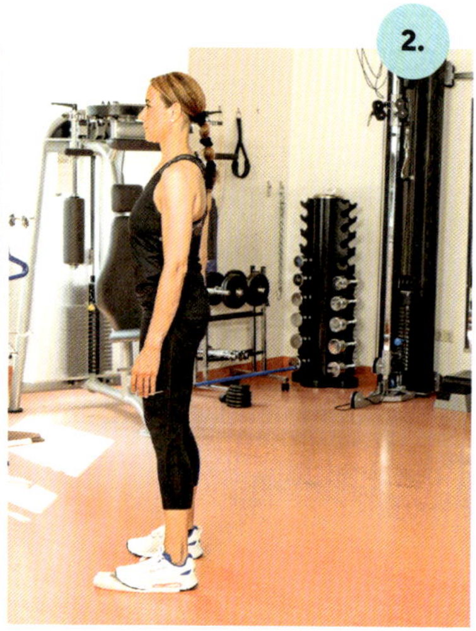


**Posterior Lunge-Slides**

- Ausgangsposition: neutraler Stand
- Führen Sie das Spielbein auf dem Slide nach hinten und beugen Sie das Standbein vorne (Last auf dem vorderen Bein). **(1)**
- Halten Sie Knie und Fußspitze in einer Linie und die Beinachse stabil. **(2)**
- Führen Sie die Übung für 3 Sätze à 10 Wiederholungen durch.

**Qualitativer Test: Balance Squat**

- Bei diesem Test wird eine einbeinige Kniebeuge ausgeführt. **(3)**
- Stützen Sie die Hände in der Taille. Ziel ist es, eine Beugung von 45° im Kniegelenk des Standbeins zu erreichen. Die Hüfte sollte dabei gerade gehalten werden. Begonnen wird mit dem gesunden Bein. **(4)**
- Die Bewegung wird dreimal ausgeführt.

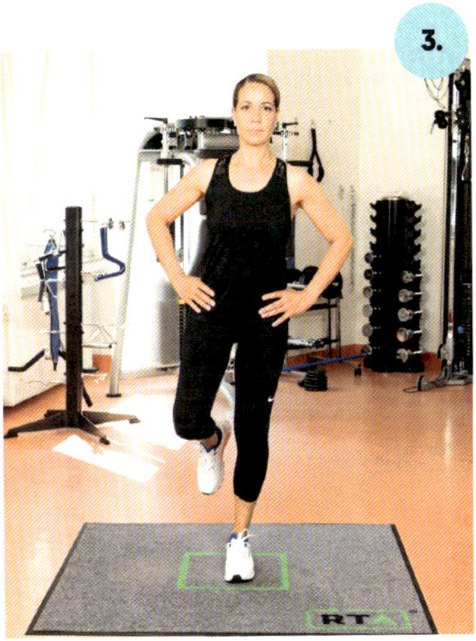


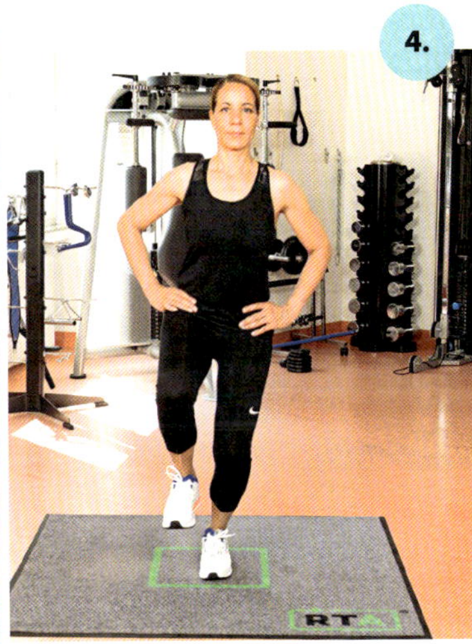


Können alle Bewegung ausgeführt werden und sind die o.g. Kriterien erfüllt, folgt der quantitative Test.

**Quantitativer Test: Y-Balance-Test – für die untere Extremität**

Der Y-Balance-Test ist ein einfach durchführbarer Test zur Überprüfung der Mobilität sowie der statischen und dynamischen Stabilität der unteren Extremität auf dem Level 1. Der Name des Tests ergibt sich aus der Form in der getestet wird (liegendes Y). Das Y-Balance Kit sowie Kleingeräte wie Minihürden, Rutschpads, Sprungbox, Hütchen sind erhältlich z.B. unter *www.perform-better.de*. Für das Quadrat kleben Sie Tapestreifen in den Maßen 40 cm × 40 cm in 2 cm Breite auf den Boden (oder erhältlich z.B. unter *www.matten.de/logomatten/os-physio-rehab-matten*).

- Sie stehen hinter der Markierung und dürfen die Arme zum Ausgleich benutzen. **(1)**
- Mit dem freien Bein wird die Box, das Handtuch (etc.) so weit wie möglich nach vorn geschoben und kommt anschließend in einer Bewegung zur Startposition zurück. Sie sollten dabei das Gleichgewicht im Einbeinstand halten, und der Boden darf mit dem Spielbein nicht berührt werden. Die Box/das Handtuch muss geführt in die jeweilige Position geschoben und der Kontakt bis zur Umkehr gehalten werden, ohne diese wegzustoßen. **(2)**
- Nun arbeiten Sie mit der Vorrichtung für den Y-Balance-Test. Der Zahlenwert kann in der jeweiligen Richtung anhand von Markierungen erfasst werden. Es zählt der beste Wert von drei Versuchen in den jeweiligen Richtungen. Sie können sich gut auch mit Klebestreifen auf dem Boden aushelfen.

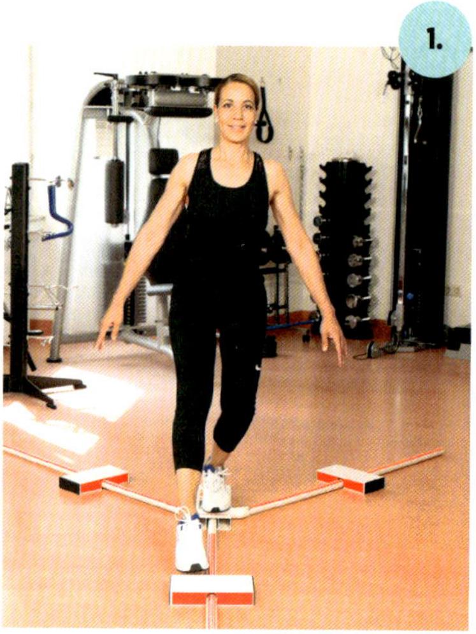


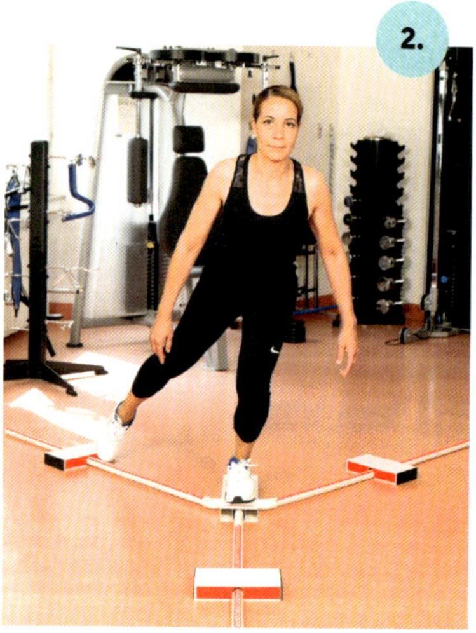

Als Richtwert kann z. B. die Berechnung des sogenannten Composite Score Y Balance Test (untere Extremität) herangezogen werden, wobei dies eher im therapeutischen Setting und nicht in Eigenregie durchgeführt werden sollte.

$$\frac{\text{Vorne + hinten links + hinten rechts}}{\text{3} \times \text{Beinlänge (vorderer Beckenkammsporn – Innenknöchel}} \times 100$$

Bei einem LSI von 90 % ist das Level 1 erfolgreich absolviert, und Alltagbewegungen wie Gehen und Treppensteigen sollten wieder problemlos ohne jegliche Hilfsmittel möglich sein. Das Bewältigen des Levels 1 stellt für alle Betroffenen eine enorm wichtige Grundlage dar. Nicht selten gibt es Sportler*innen (oder gar nicht Verletzte!), die schon zurück in ihrem Sport sind, einen Y-Balance-Test aber nicht sauber absolvieren können.

Also: Üben Sie fleißig und diszipliniert – Sie werden es sich später danken.

# Level **2**

| Level | Sportaktivität | Beispielhafte Alltags- und Berufsaktivität |
|---|---|---|
| 2 | Dynamische Sportarten mit Bewegungen in der sagittalen Ebene ohne Dreh- und Stoppbewegungen | Leichte körperliche Arbeit mit möglichen Impacts (Kurierwesen, Joggen) |

## Übungen zur Vorbereitung auf die Tests

### Wall drill frontal load-lift

- Ausgangsposition: Lehnen Sie sich mit 45°-Winkel zur Wand und drücken Sie mit beiden Händen gegen die Wand.
- Load: Standbein beugen, Spielbein gestreckt nach hinten führen. **(1)**
- Lift: Standbein strecken und die Ferse abheben; dabei wird das Spielbein explosiv nach oben in »Sprintposition« geführt. **(2)**
- Führen Sie die Übung für 3 Sätze mit 6–8 Wiederholungen durch.

### Drop Squat

- Ausgangsposition: Halten Sie den ganzen Körper in gestreckter Position, die Fersen sind abgehoben. **(3)**
- Führen Sie die Arme explosiv nach unten, beugen Sie gleichzeitig Knie und Hüfte. Die Füße sind hüftbreit, die Knie nach außen gespannt. **(4)**
- Führen Sie die Übung für 3 Sätze mit 6–8 Wiederholungen durch. Mögliche Progression: einbeinige Landung.

1.

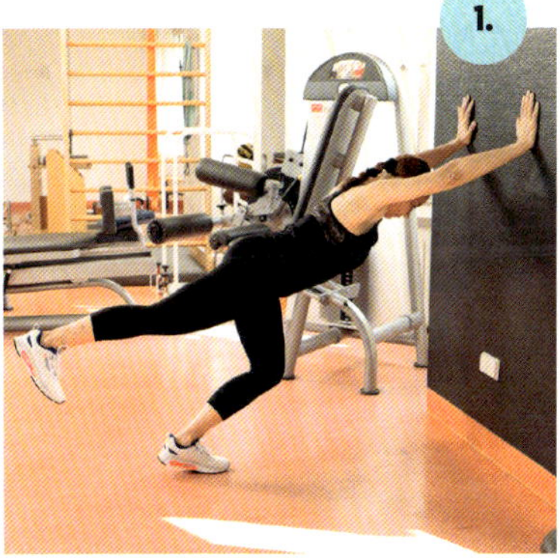

2.

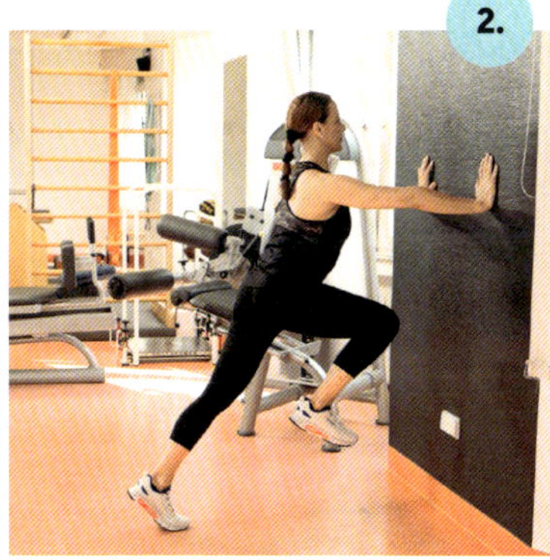

3.

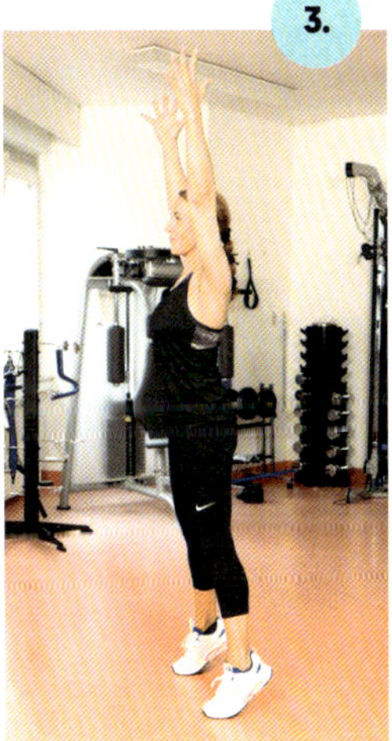

4.

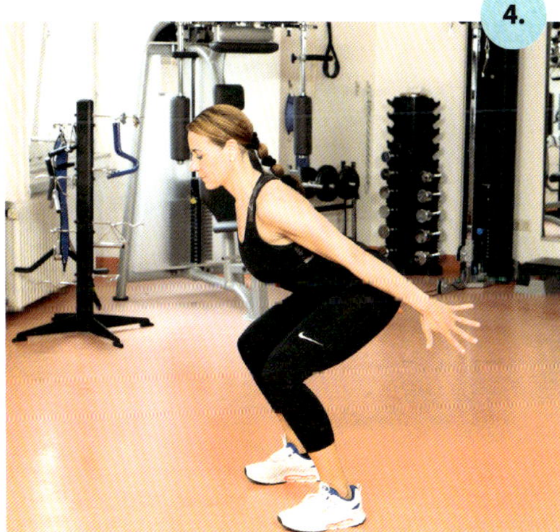

1.

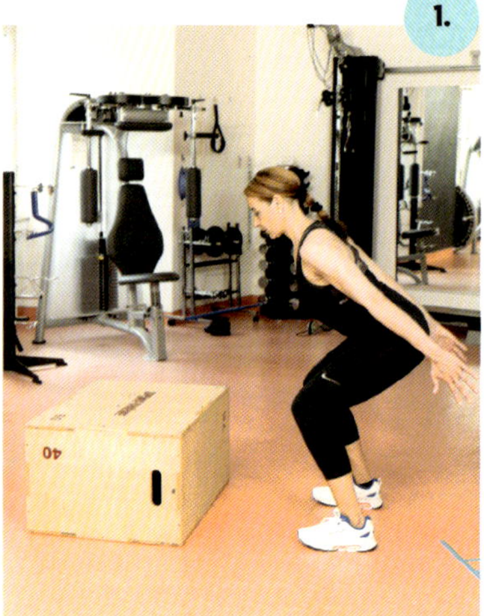

2.

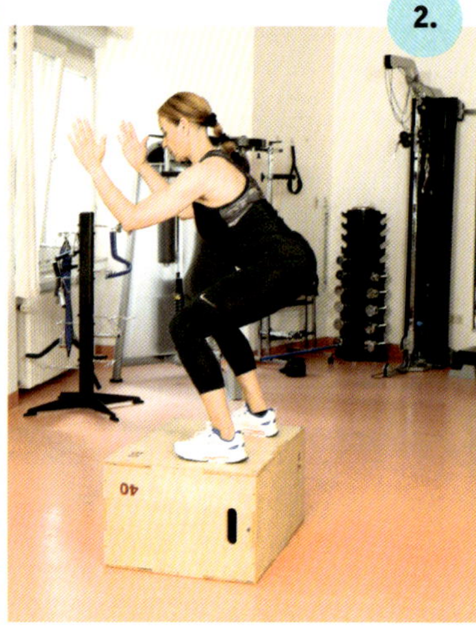

**Box Jumps**

- Ausgangsposition: neutraler Stand
- Beugen Sie Knie und Hüfte. **(1)**
- Machen Sie einen beidbeinigen Sprung mit Landung auf dem Kasten, Knie und Hüfte sind gebeugt und nach außen gespannt. **(2)**
- Führen Sie die Übung für 3 Sätze mit 6–8 Wiederholungen durch. Mögliche Progression: beidbeinig springen – einbeinig landen, später einbeinig springen – einbeinig landen.

3.

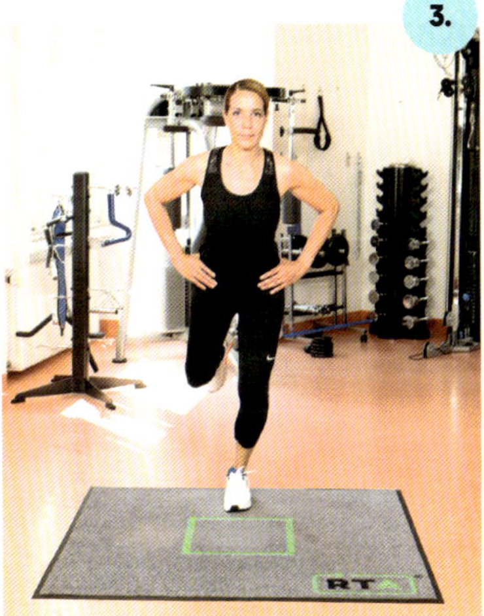

4.

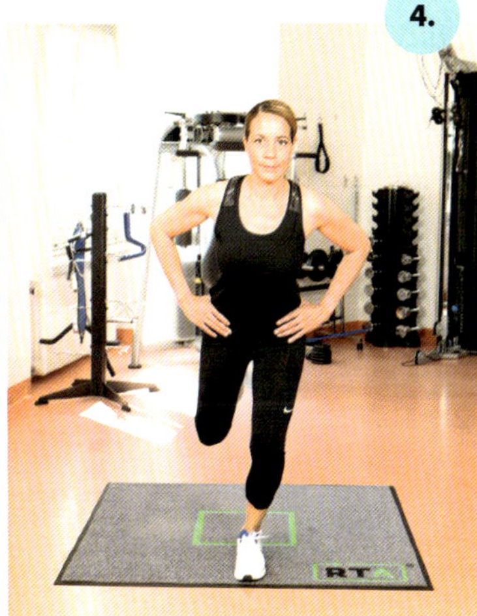

**Qualitativer Test: Balance Front Hop**

- Beide Hände werden im Einbeinstand in die Taille gestützt. **(3)**
- Überspringen Sie einbeinig das Quadrat und halten Sie die Endstellung für drei Sekunden. Auch hier sollte die Beinachse nach der Landung so ruhig wie möglich gehalten werden können. **(4)**
- Begonnen wird mit dem gesunden Bein und die Bewegung wird dreimal ausgeführt.

Wenn alle Kriterien aus der Tabelle (s. S. 75) erfüllt sind, sollte auch der quantitative Test durchgeführt werden

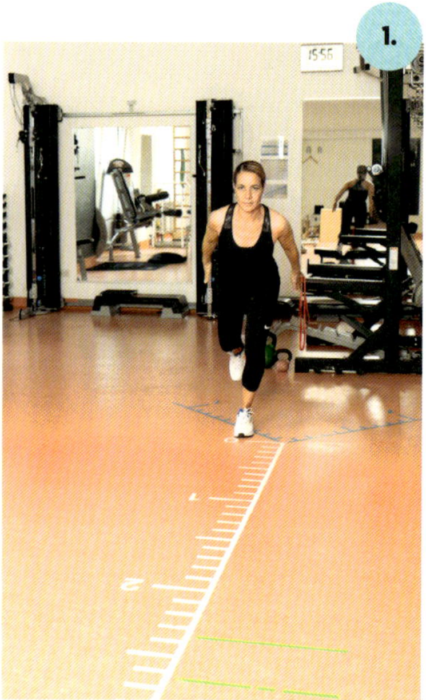


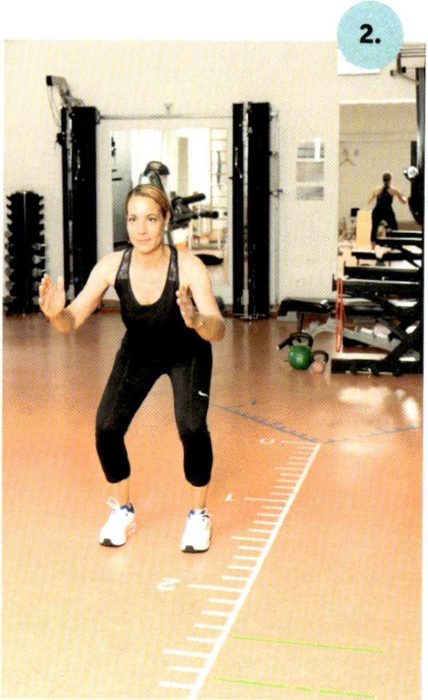


**Quantitativer Test: Front Hop Test 1 auf zwei Beinen**

- Sie stehen auf einem Bein mit der Fußspitze an der Startlinie. **(1)**
- Nun springen Sie so weit, wie Sie können, und landen auf beiden Beinen (Arme dürfen zur Balance mitgenutzt werden). **(2)**
- Gemessen wird die Distanz von der Startlinie zur Ferse. Es zählt der beste Wert von drei Versuchen. Bei einem LSI von 90% ist das Level 2 erfolgreich absolviert.

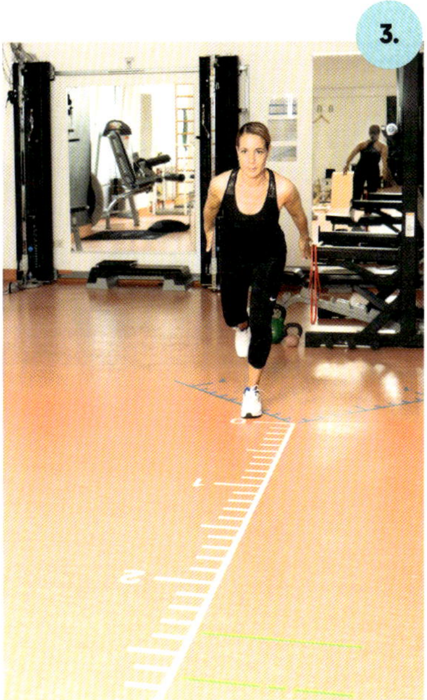


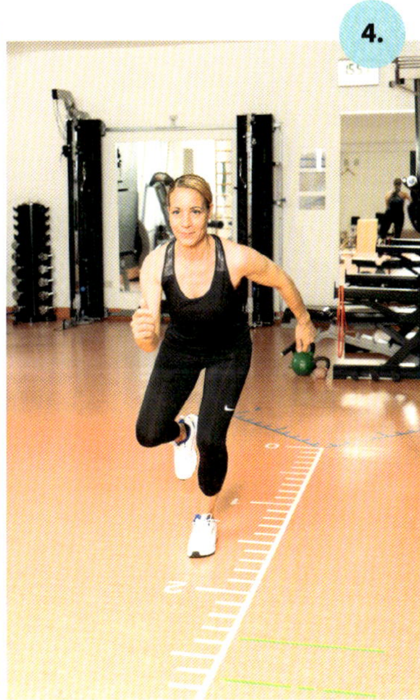


**Quantitativer Test Front Hop Test 1 auf einem Bein**

- Sie stehen auf einem Bein mit der Fußspitze an der Startlinie. **(3)**
- Springen Sie wieder so weit, wie Sie können, und landen Sie auf dem gleichen Bein (Arme dürfen zur Balance mitgenutzt werden). **(4)**
- Gemessen wird dann die Distanz von der Startlinie zur Ferse. Es zählt der beste Wert von drei Versuchen. Bei einem LSI von 90 % ist das Level 2 erfolgreich absolviert.

Ist das Level 2 bestanden, sind Bewegungen ohne Dreh- und Stoppbewegungen wie Joggen und leichte körperliche Arbeit mit möglichen Impacts wieder möglich.

# Level **3**

| Level | Sportaktivität | Beispielhafte Alltags- und Berufsaktivität |
|---|---|---|
| 3 | Dynamische Sportarten mit seitlichen Bewegungen ohne Gegnerkontakt (z. B. Tennis, Squash, Schisport) | Harte körperliche Arbeit mit möglichen Impacts (Feuerwehr) |

## Übungen zur Vorbereitung auf die Tests

### Wall drill seitlich

- Ausgangsposition: Sie stehen im 45°-Winkel seitlich mit gestrecktem Arm an der Wand.
- Stabilisieren Sie sich nun auf dem äußeren Bein, drücken Sie sich gegen die Wand ab und lassen Sie den Rumpf in Richtung Wand rotieren. **(1)**
- Strecken Sie das Standbein und heben Sie die Ferse ab, dabei wird das Spielbein explosiv in »Sprintposition« gezogen. **(2)**
- Führen Sie die Übung für 3 Sätze mit 6–8 Wiederholungen durch.

### Ausfallschritte seitlich gegen Widerstandsband

- Ausgangsposition: neutraler Stand
- Machen Sie einen Ausfallschritt seitlich gegen den Zugwiderstand. **(3)**
- Stoppen Sie die Bewegung einbeinig bei stabiler Beinachse ab und stoßen Sie sich wieder zurück in den Stand. **(4)**
- Führen Sie die Übung für 3 Sätze à 10 Wiederholungen durch.

1.

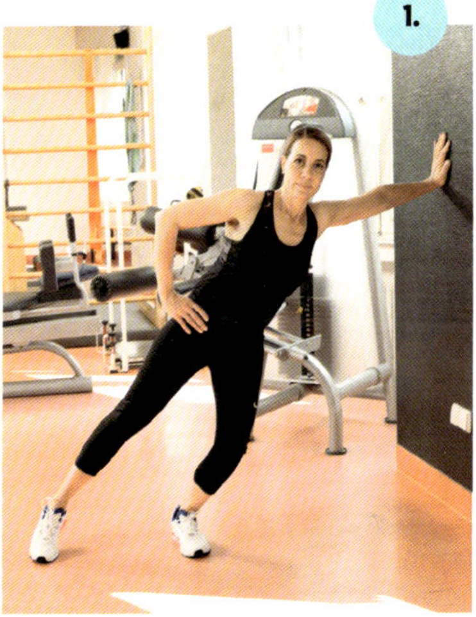

2.

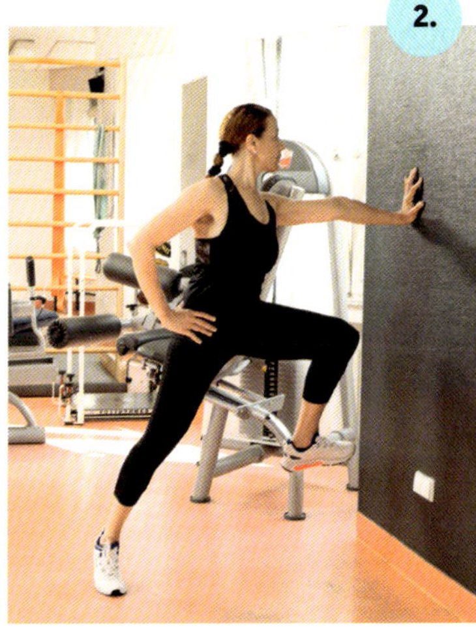

3.

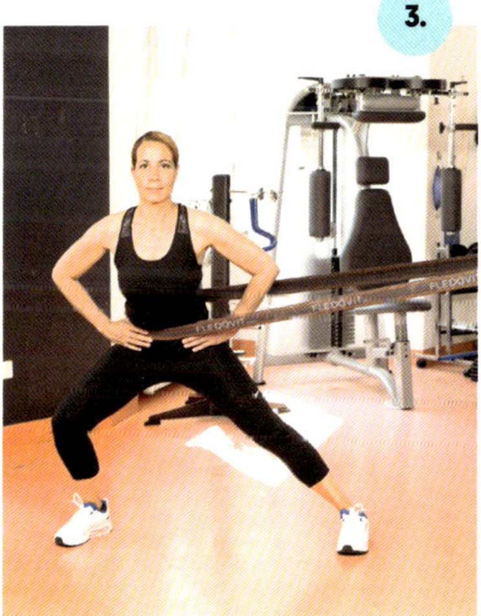

4.

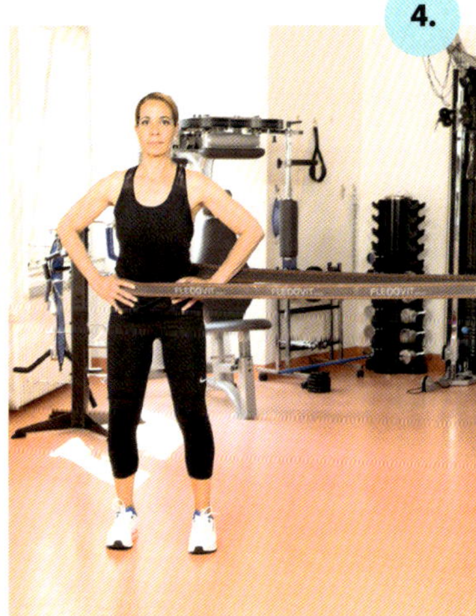

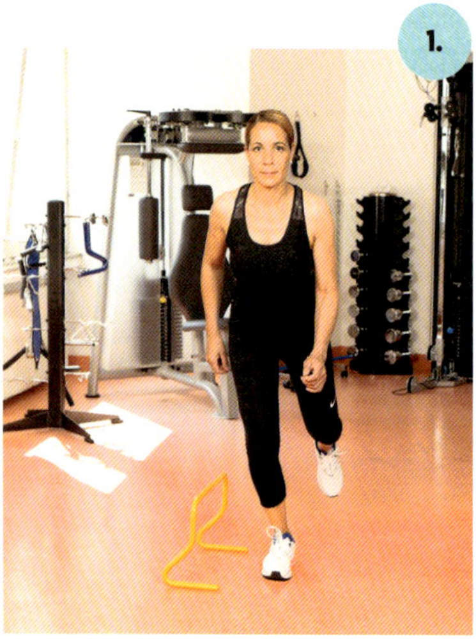


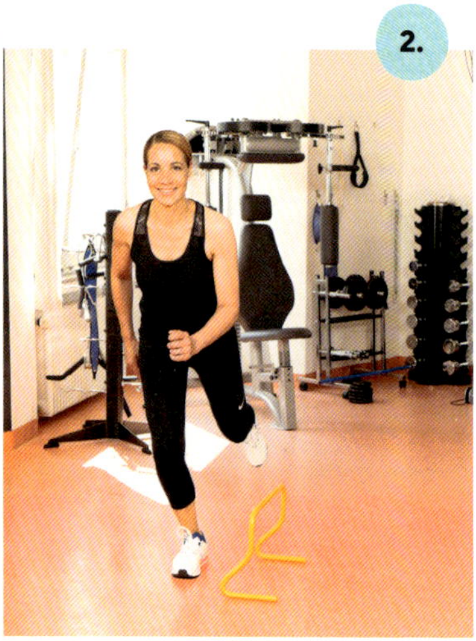


**Hurdle Jump – seitlich**

- Ausgangsposition: Einbeinstand
- Machen Sie einen einbeinigen Absprung seitlich nach außen über die Minihürde. **(1)**
- Versuchen Sie, »weich« zu landen, Knie und Hüfte sind leicht gebeugt. Knie und Fußspitze sind in einer Linie, und die Beinachse sollte stabil gehalten werden. **(2)**
- Führen Sie die Übung für 3 Sätze mit 6–8 Wiederholungen durch.

**Qualitativer Test: Balance Side Hop**

- Voraussetzung für Level 3 ist der Balance Side Hop als qualitativer Test.
- Die Hände werden in die Taille gestützt. **(3)**
- Springen Sie einbeinig seitlich nach außen über das Quadrat und auf dem gleichen Bein wieder zurück. **(4)**
- Begonnen wird mit dem gesunden Bein, die Bewegung wird dreimal ausgeführt.

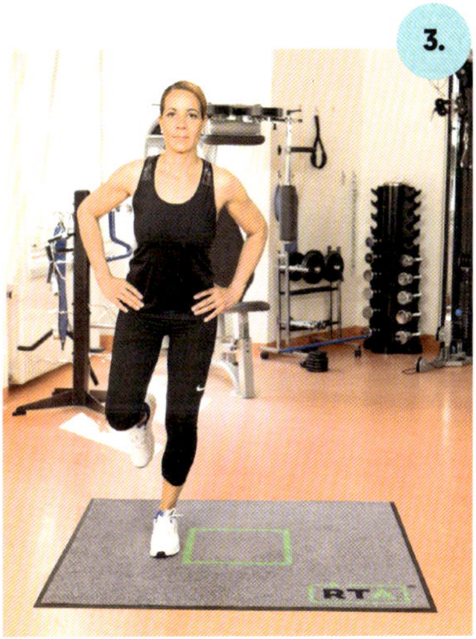


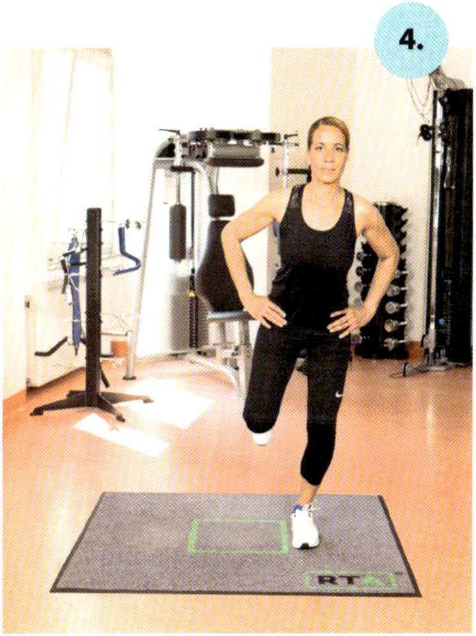


Sind alle Kriterien der Tabelle (s. S. 75) erfüllt, kann der quantitative Test folgen.

### Quantitativer Test: Side Hop Test

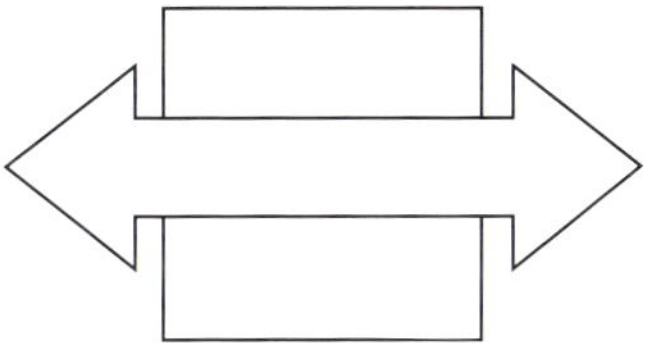

Die Ausgangsposition ist mit der Fußaußenkante seitlich zum Quadrat einzunehmen. Sie springen so schnell Sie können über das Quadrat hin und zurück (s. Skizze rechts). Die Zeitvorgabe beträgt 30 Sekunden. Ziel ist es, die Markierungen nicht zu berühren. Gezählt werden alle Kontakte. Die Fouls, also die Fehler, werden entsprechend abgezogen. Bei einem LSI von 90 % gilt das Level 3 als erfolgreich absolviert.

Ist das Level 3 erfolgreich bestanden, sind dynamische Sportarten mit seitlichen Bewegungen wie Tennis, Squash, Badminton und Schisport oder harte körperliche Arbeit mit eventuellen Impacts wieder möglich.

# Level **4**

| Level | Sportaktivität | Beispielhafte Alltags- und Berufsaktivität |
|---|---|---|
| 4 | Dynamische Sportarten mit Gegner-kontakt,<br>Dreh- und Stoppbewegungen<br>(z. B. Fußball, Basketball, Volleyball) | Aktivitäten wie Sportlevel 4<br>(Sondereinsatzkommando) |

## Übungen zur Vorbereitung auf die Tests

### Ausfallschritte 3D

- Ausgangsposition: neutraler Stand
- Machen Sie einen Ausfallschritt vorwärts und gehen Sie zurück in die Ausgangsposition. **(1)**
- Machen Sie einen Ausfallschritt seitlich und gehen Sie zurück in die Ausgangsposition. **(2)**
- Machen Sie einen Ausfallschritt rückwärts und gehen Sie zurück in die Ausgangsposition. **(3)**
- Halten Sie Knie und Fußspitze in einer Linie und die Beinachse stabil.
  Führen Sie die Übung für 3 Sätze à 5 Wiederholungen durch.
  Mögliche Progression: mit Zusatzgewicht.

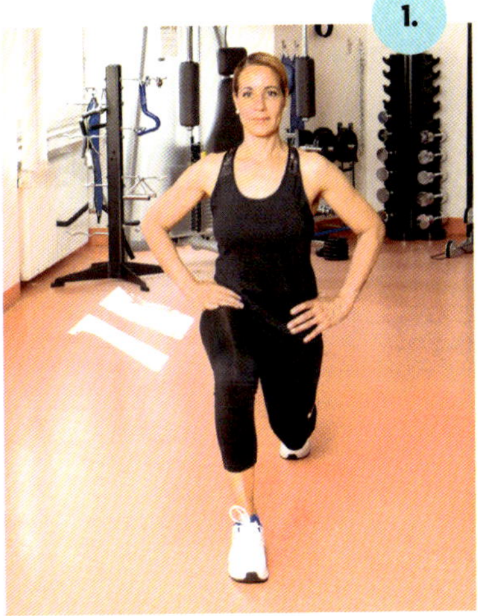

1.

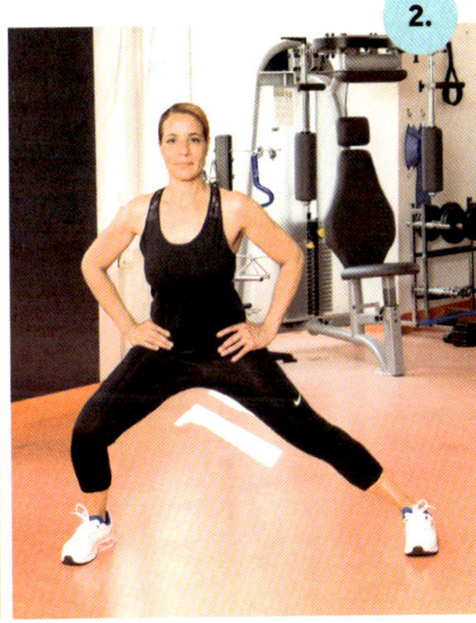

2.

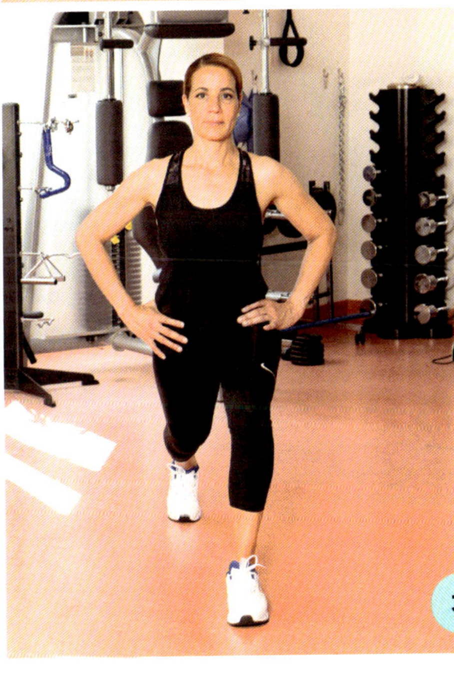

3.

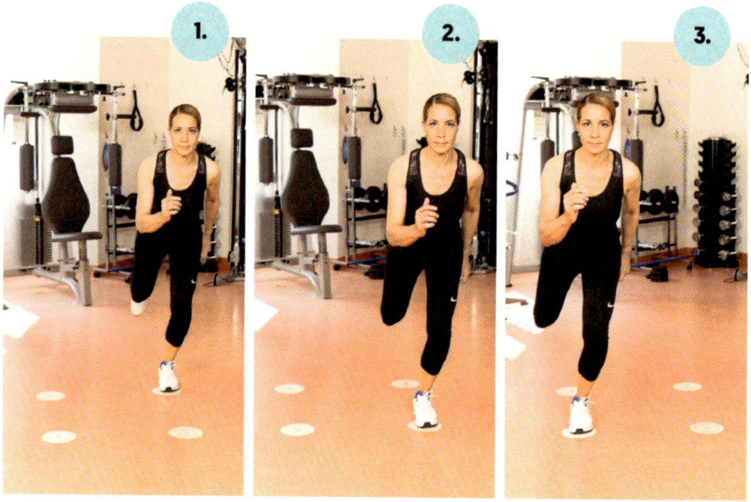


**Sprungquadrat**

- Ausgangsposition: Einbeinstand
- Machen Sie Einbeinsprünge auf einem Quadrat, das Sie vorher auf dem Boden markiert haben. **(1)**
- Landen Sie an jeder Markierung »weich«. **(2)**
- Halten Sie Knie und Hüfte leicht gebeugt. **(3)**
- Halten Sie Knie und Fußspitze in einer Linie und die Beinachse stabil.
- Führen Sie die Übung für 3 Sätze eine Runde im und eine Runde gegen den Uhrzeigersinn durch.

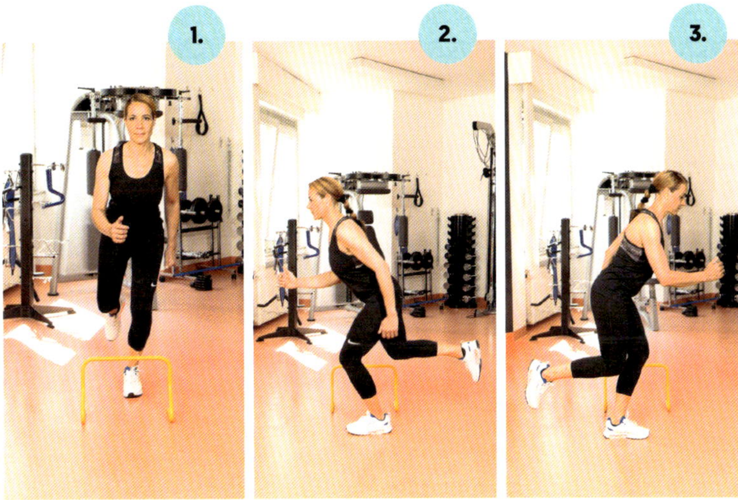


### Hurdle Jump + 90°-Rotation

- Ausgangsposition: Einbeinstand frontal zur Minihürde
- Machen Sie einen einbeinigen Sprung über die Minihürde mit 90°-Drehung im und gegen den Uhrzeigersinn. **(1)**
- Halten Sie bei der Landung die Knie und Hüfte leicht gebeugt. **(2)**
- Halten Sie Knie und Fußspitze in einer Linie mit stabiler Beinachse. **(3)**
- Führen Sie die Übung für 3 Sätze mit 6–8 Wiederholungen durch.

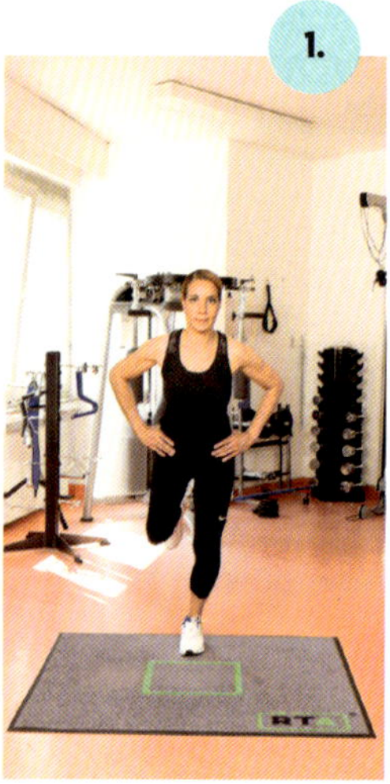


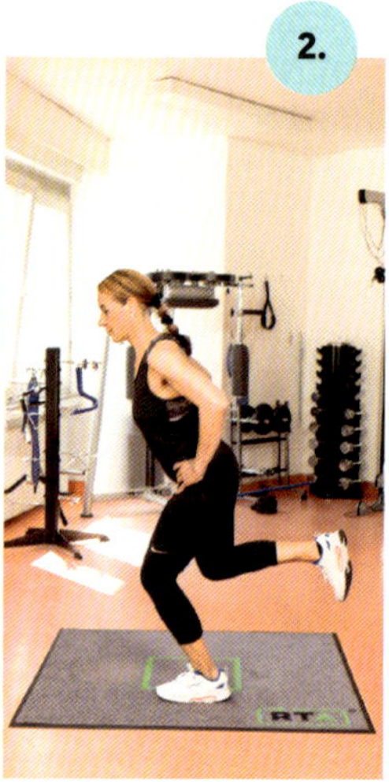


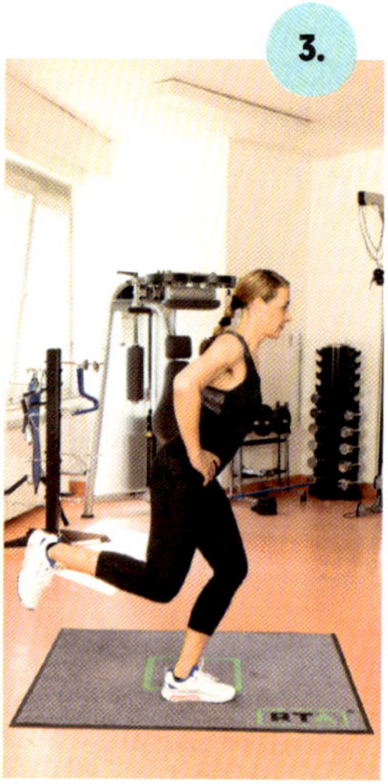


**Qualitativer Test: 90° Rotation Hop**

- Ausgangsposition: Einbeinstand, beide Hände sind in die Taille gestützt. **(1)**
- Springen Sie einmal mit 90° im Uhrzeigersinn. **(2)**
- Springen Sie einmal mit 90° gegen den Uhrzeigersinn. **(3)**
- Begonnen wird mit dem gesunden Bein, und die Bewegung wird dreimal ausgeführt.
- Der Test ist bestanden, wenn Sie beide Sprünge gut schaffen und alle Kriterien der Tabelle (s. S. 75) erfüllt sind. Nur dann sollte der quantitative Test folgen.

**Quantitativer Test: Square Hop Test**

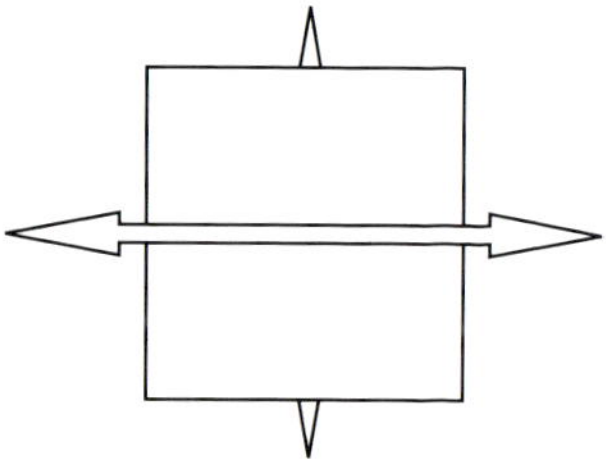

Stellen Sie sich im Einbeinstand vor das Quadrat, die Arme dürfen für die Balance genutzt werden. Springen Sie so schnell Sie können innerhalb von 30 Se-

kunden in das Quadrat und wieder heraus (siehe Skizze links unten). Alle Linien des Quadrates müssen übersprungen werden. Gezählt werden alle Kontakte, die Fouls müssen abgezogen werden. Bei einem LSI von 90 % ist das Level 4 bestanden.
Ist das Level 4 erfolgreich bestanden, sind dynamische Sportarten mit Gegnerkontakt, Dreh- und Stoppbewegungen wie beim Fußball, Handball, Basketball, zunächst noch OHNE WETTKAMPFORIENTIERTEN Gegnerkontakt wieder möglich. Über das nun mögliche Training können die letzte Sicherheit und das letzte Vertrauen in ein Absolvieren des Sports intuitiv (z. B. bei Ballsportarten) gewonnen werden.

## Am Ende aller Übungen

Sind alle vier Level absolviert, ist der Weg für sportartspezifisches Training und später für den Wettkampf geebnet. Die Return-to-Sport-Entscheidung sollte klar von Kriterien abhängig gemacht werden. Oft wissen Sportler*innen vor allem im Amateurbereich nicht, wann beispielsweise mit dem Lauftraining begonnen werden kann. Um zu verhindern, dass zu früh zu hoch belastet wird, bietet der RTAA® eine gute Möglichkeit, den individuellen Stand der Sportlerin oder des Sportlers nach der Verletzung zu überprüfen. Dies gilt auch für den Hochleistungssport: Der individuelle Stand sollte durch klare Testkriterien überprüft werden.

Auch mehrere Monate nach der Operation (>6 Monate) sind die Umbauprozesse des Transplantates im Rahmen der Ligamentisierung noch nicht abgeschlossen. Es ist davon auszugehen, dass noch Defizite im Bereich der Propriozeption, Muskelkraft und der neuromuskulären Kontrolle vorliegen. Diese Defizite können anhand der beschriebenen Tests überprüft und sichtbar gemacht werden. So wird verhindert, dass der Sportler zu früh in den Wettkampf geschickt wird und Folgeverletzungen entstehen.

# **Zu guter Letzt:** Das Kreuzband reißt auch im Kopf

## Psychische Belastung durch Verletzung

Wie ganz zu Anfang erwähnt, gelangen im Leistungssport trotz mehr als 95 % erfolgreicher »Rückkehrer« nach einer Operation innerhalb eines Jahres gemittelt nur etwa ⅔ der Sportler auf ihr altes Leistungsniveau zurück[13]. Die Ursachen hierfür sind vielfältig, werden seitens Athlet*innen, Therapeut*innen, Vereinen oder dem persönlichen Umfeld der Sportler*innen jedoch oft als mögliches physisches Problem nach operativer Versorgung des Kniegelenks interpretiert. Auch klinische Untersuchungen, bildgebende Kontrollen und nicht zuletzt apparative biomechanische Messungen einer uneingeschränkten Leistungsfähigkeit des Gelenks sowie der um- und übergreifenden dynamischen muskulären Gelenkstabilisatoren können dieser Wahrnehmung nicht immer Abhilfe leisten.

## Verletzungen mental überwinden

Mit der Diagnose der Verletzungsschwere kann den Athlet*innen in solchen Fällen das Fundament ihrer Identität, die physische Leistungsfähigkeit, entzogen werden[10]. Selbst mit der Aussicht einer zeitnahen, guten und erfolgversprechenden Versorgung nehmen sie für den Moment die Verletzung als Katastrophe wahr, die mit einer posttraumatischen Belastung von Opfern einer Brand- oder Naturkatastrophe vergleichbar ist[11]. Auch das Niveau der daraus folgenden Traumaverarbeitung oder gar »Trauerar-

## **Psychische Auswirkungen** ernst nehmen

Neben allen geschilderten Entwicklungen auf präventivem, operativ-technischem und physisch-rehabilitativem Gebiet nimmt die Berücksichtigung posttraumatischer und psychologischer Folgen und Einflüsse auf einen ungestörten Heilungsverlauf nach Verletzung leider noch eine untergeordnete Rolle ein. Immerhin fünf bis 19 % aller verletzten Spieler*innen erfahren durch das Trauma und die damit verbundene Verletzungs- und Ausfallzeit eine posttraumatische Distress-Situation, wobei das Ausmaß der Reaktion nicht unbedingt mit der Schwere der Verletzung korreliert.

beit« konnte in Studien mit dem Belastungsniveau persönlicher Verluste oder schwerer Krankheiten gleichgesetzt werden. Nicht zuletzt können Angst, Wiedererleben, Übererregbarkeit, Gefühlstaubheit und Ungewissheit in der ersten posttraumatischen Zeit – je nach Ausprägung – nachgewiesenermaßen ausgesprochen negative (oder bei Nicht-Vorliegen) positive Auswirkungen auf die physische Rehabilitation haben[12]. Folgen können unter anderem ein geschwächtes Immunsystem, eine gesteigerte Schmerzempfindlichkeit, mangelnde Schlafqualität, reduzierte emotionale Stabilität und nicht zuletzt geminderte Willenskraft sein.

Unbeachtet dessen können sich die beschriebenen Entwicklungen – trotz eines regelhaften physischen postoperativen Verlaufs – durch den gesamten Rehaprozess ziehen und im Zweifelsfall in einer fehlenden »kompetitiven Readiness« münden. Verletzungsängste vor einem erneuten Trauma können folglich zu (unbewussten) unphysiologischen Bewegungsabläufen führen, welche in einem mangelnden Vertrauen in die eigene körperlichen Fähigkeiten in bestimmten Spielsituationen begründet sind. Die folgende

*Entspannungstraining hilft bei der Überwindung von Verletzungsängsten.*

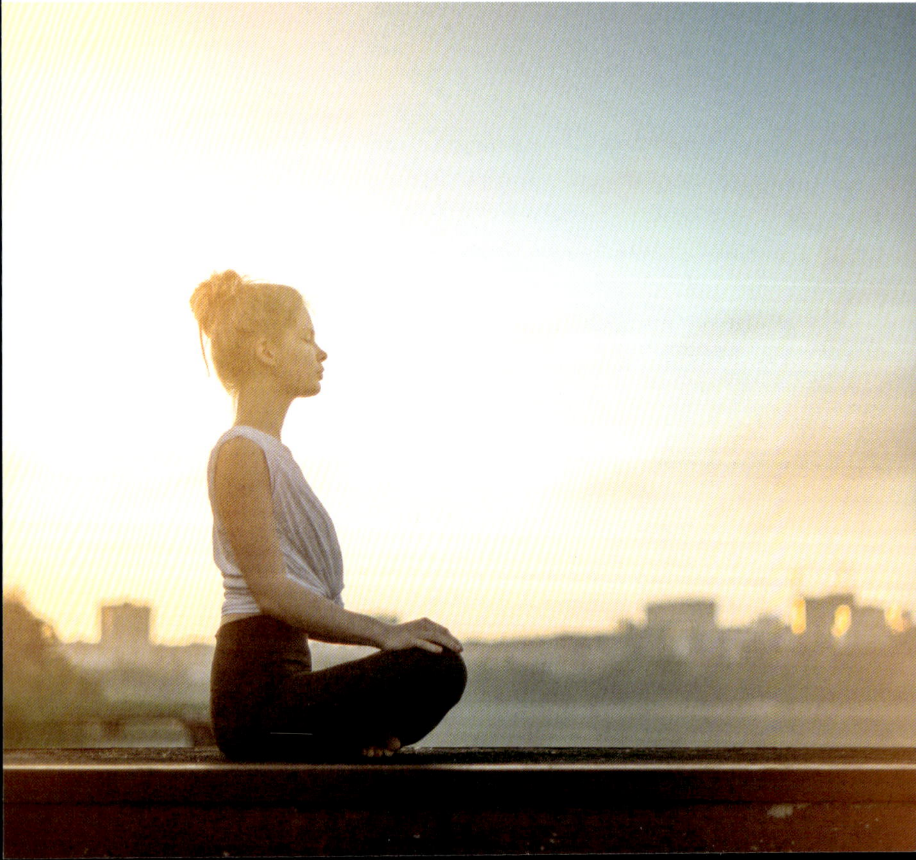

und von den Athlet*innen wahrgenommene »Underperformance« kann den beschriebenen Prozess weiter verstärken und im schlimmsten Fall zu einem dauerhaften Leistungsabfall trotz bester physischer Voraussetzungen führen.

Natürlich ist die posttraumatische Stressantwort (Psychological Stress Response) individuell sehr unterschiedlich in ihrer Ausprägung und Dauer[6]. Und natürlich gibt es gewisse positive und negative Prädiktoren, welche eine etwaige Stressantwort beeinflussen können. Die eigenen, angelegten Fähigkeiten zur Problem- und Stressbewältigung (Coping Skills) seien hier beispielhaft ebenso genannt wie die Einbindung in einen engen familiären oder sozialen Verbund.

Vergleichbar mit dem andauernden Bestreben um die besten Operationsmethode, ist es daher in jedem Fall unabdingbar, professionelle Leistungssportler*innen nicht nur physisch, sondern individualisiert und falls erforderlich auch psychologisch zu »rehabilitieren«.

Begleitendes Entspannungstraining mit Angstabbau, gezielte soziale Stärkung, Verbesserung von Coping Skills, Erarbeiten von Planungen und Zielsetzungen mit »gefeierten Etappen« können hierbei in der Anfangsphase wichtige Bausteine darstellen. In späteren Phasen des Rehabilitationsprozesses bis hin zur Wettkampfvorbereitung können eine Steigerung der Selbstwirksamkeit[8] bis hin zu wettkampfspezifischen Imaginationen die notwendige »Competitive Readiness« festigen.

Zur Objektivierung einer möglichen erfolgreichen Rückkehr zum Sport gibt es im letzten Teil eines Rehabilitationsverlaufs eine Vielzahl von sportpsychologischen Begleittests wie z.B. die ACL-RSI-Skala (ACL-Return-to-sport-after-injury-scale), die »Injury psychological readiness to sport scale« oder die »Tampa Scale of Kinesophobia«. Richtig eingesetzt, kann die psychologische Begleitung nach Kreuzbandrupturen vor allem im professionellen Leistungssport eine sichere Rückkehr in den Sport gewährleisten und sollte daher ein fester Bestandteil medizinischer Versorgungskonzepte sein.

# Ausblick: Digitale Trainingsanwendungen

**Ähnlich wie die Naturwissenschaft Medizin generell, unterliegen auch die mit ihr verbundenen Kernelemente der Diagnostik, Vorsorge, Therapie und Nachsorge einem steten Wandel. Dies ist nicht zuletzt durch den technischen Fortschritt in der medizinischen Forschung essenziell begründet.**

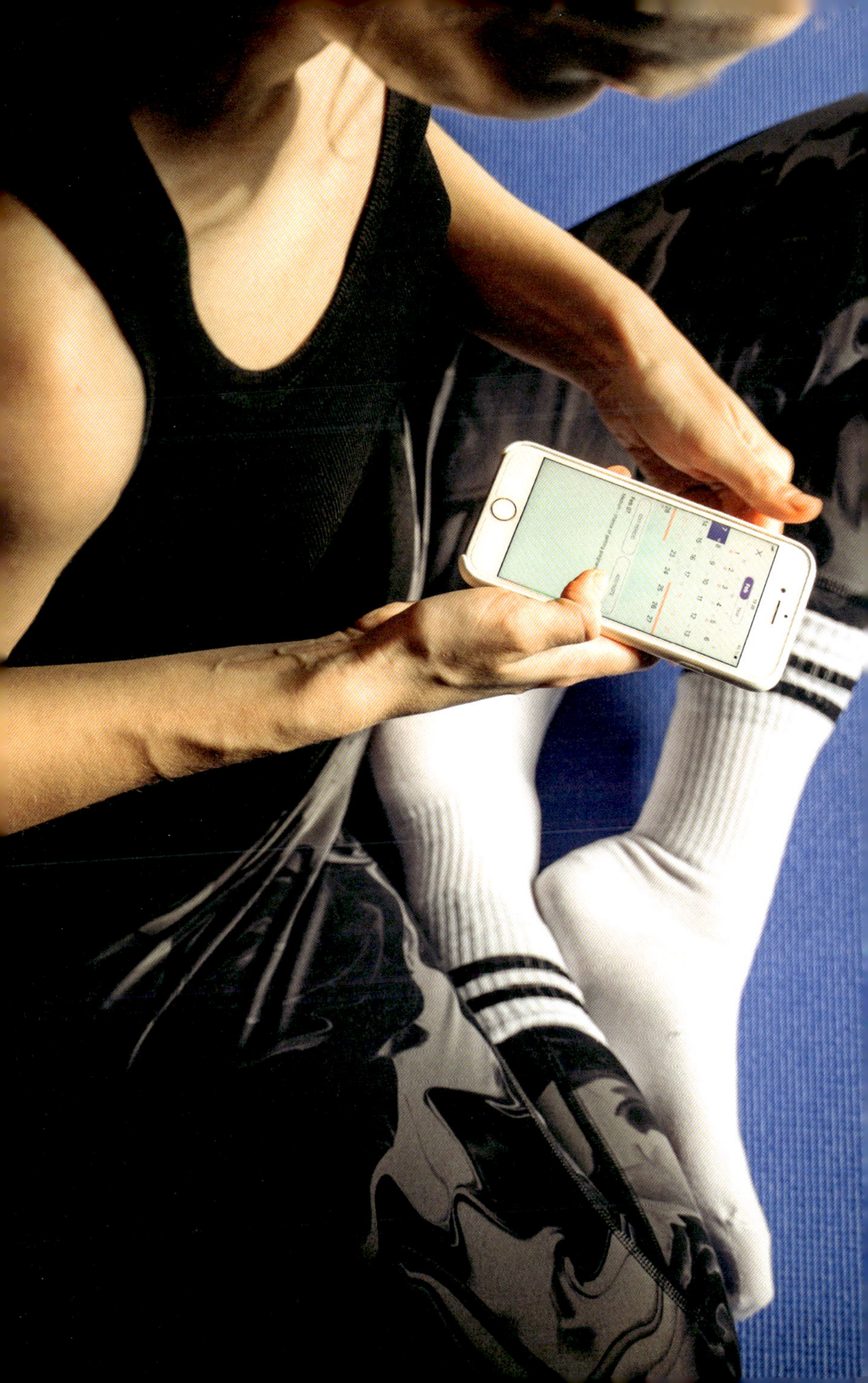

# Optimale Nutzung **neuer Methoden**

## Die Kombination von »alt« und »neu«

So ist es auch der technische Fortschritt der letzten Dekaden, der unser Leben in seiner alltäglichen Ausprägung entscheidend verändert hat. Die Verwendung von stationären und in zunehmendem Maße auch mobilen technischen Hilfsmitteln ist inzwischen zu einer kaum mehr wegzudenkenden Selbstverständlichkeit geworden.

Vor allem mobile Endgeräte wie Handys oder sogenannte Wearables (tragbare Endgeräte wie zum Beispiel Smart Watches) vereinfachen dabei nicht nur alltägliche Gewohnheiten wie Navigation oder Zugbuchung, sie erlauben in zunehmendem Maße auch die Erhebung, Kontrolle und eine Einschätzung der eigenen Gesundheit. Als Beispiel sei hier nur die permanente digitale Überwachung bei Diabetikern genannt.

## Digitale Kenntnisse anwenden

Auch auf dem Gebiet der Rehabilitation finden digitale Unterstützungen zunehmend ihren Platz. Neben gesundheitsorientierten Apps (Applications) auf Smartphones werden – ermöglicht durch immer verbesserte Sensorentechnik – orthetische Schienen angeboten, mit denen Sie gewisse Trainingsprogramme mit jeweiliger digitaler Rückmeldung absolvieren können. Bei der Rehabilitation von Kreuzbandverletzungen können die angesprochenen Möglichkeiten – je nach technischer Affinität – für eine zu-

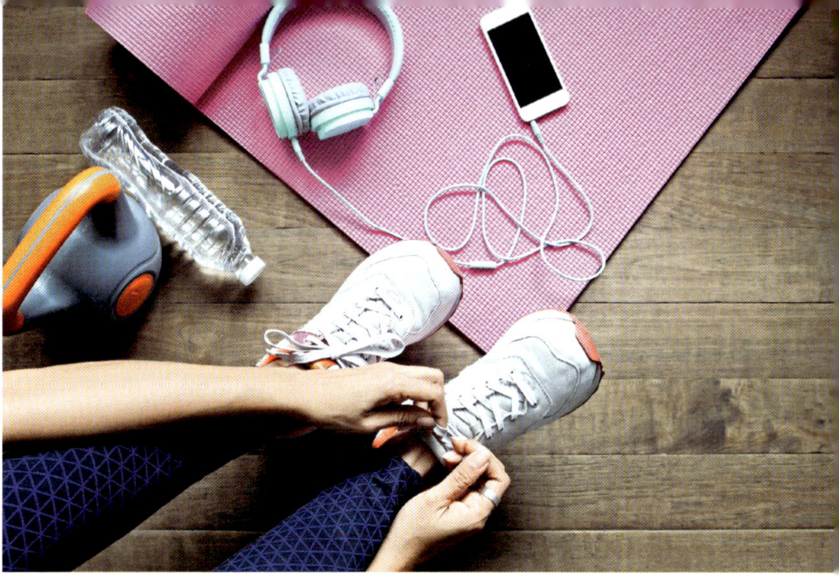

*Mobile Endgeräte haben auch im Gesundheitsbereich ihren Nutzen.*

sätzliche Rehabilitation von Nutzen sein. Nicht, um die in den vorherigen Kapiteln beschriebene und unerlässliche physiotherapeutische und athletische Trainingsarbeit zu ersetzen, sondern vielmehr, um diese durch zusätzliche Eigenübungen zu unterstützen.

Beispielhaft sei hier die kostenlose App des Internationalen Olympischen Komitees »Get set« genannt. Nach Gelenken aufgeteilt, finden Sie hier eine Vielzahl von eigenständigen Übungen, welche in Wort, Bild und Video erläutert werden. Verschiedene Schwierigkeitsgrade ermöglichen eine schrittweise Steigerung der Belastung in Abhängigkeit zur jeweiligen Phase der Rehabilitation. Die meisten Anwendungen können dabei im häuslichen Umfeld absolviert werden und bedürfen keiner oder nur sehr weniger Hilfsmittel.

Zukünftig werden immer mehr digitale Gesundheitsanwendungen (DiGA) als »digitale Gesundheitshelfer« nach einem langen wissenschaftlichen Prüfungszyklus durch das Bundesministerium für Arzneimittel und Medizinprodukte (BfArM) über eine ärztliche oder physiotherapeutische Verordnung erhältlich sein. Sie sollen Sie auf dem Weg zu einer selbstbestimmten, gesundheitsförderlichen Lebensführung unterstützen. Seit dem Inkrafttreten des Digitalen-Versorgung-Gesetzes (DVG) am 19. Dezember 2019 hat das BfArM die Aufgabe, Anträge zur Aufnahme von DiGA in das Verzeichnis wissenschaftlich zu bewerten. Auch für die Nachbehandlung nach Knieoperationen sowie der Kreuzbandruptur sind bereits verschiedene DiGAs in Prüfung, sodass sich eine Abfrage dieses sich ständig ausweitenden Segments zusammen mit Ihrem behandelnden Arzt, Ihrer behandelnden Ärztin oder Physiotherapeut*in jederzeit lohnt. (DiGA-Verzeichnis (bfarm.de))

## Gut zu wissen!

- Digitale Gesundheitsanwendungen sind eine einfache, selbstbestimmte Unterstützung der eigenen Rehabilitation.
- Sie sollten immer in Absprache mit Ihrem Arzt, Ihrer Ärztin und/oder Physiotherapeut*in genutzt werden.
- Auch hier handelt es sich lediglich um eine Unterstützung des individuellen Heilverlaufs, ein Aussetzen oder eine Beschleunigung der beschriebenen Rehaschritte ist hierdurch nicht möglich.

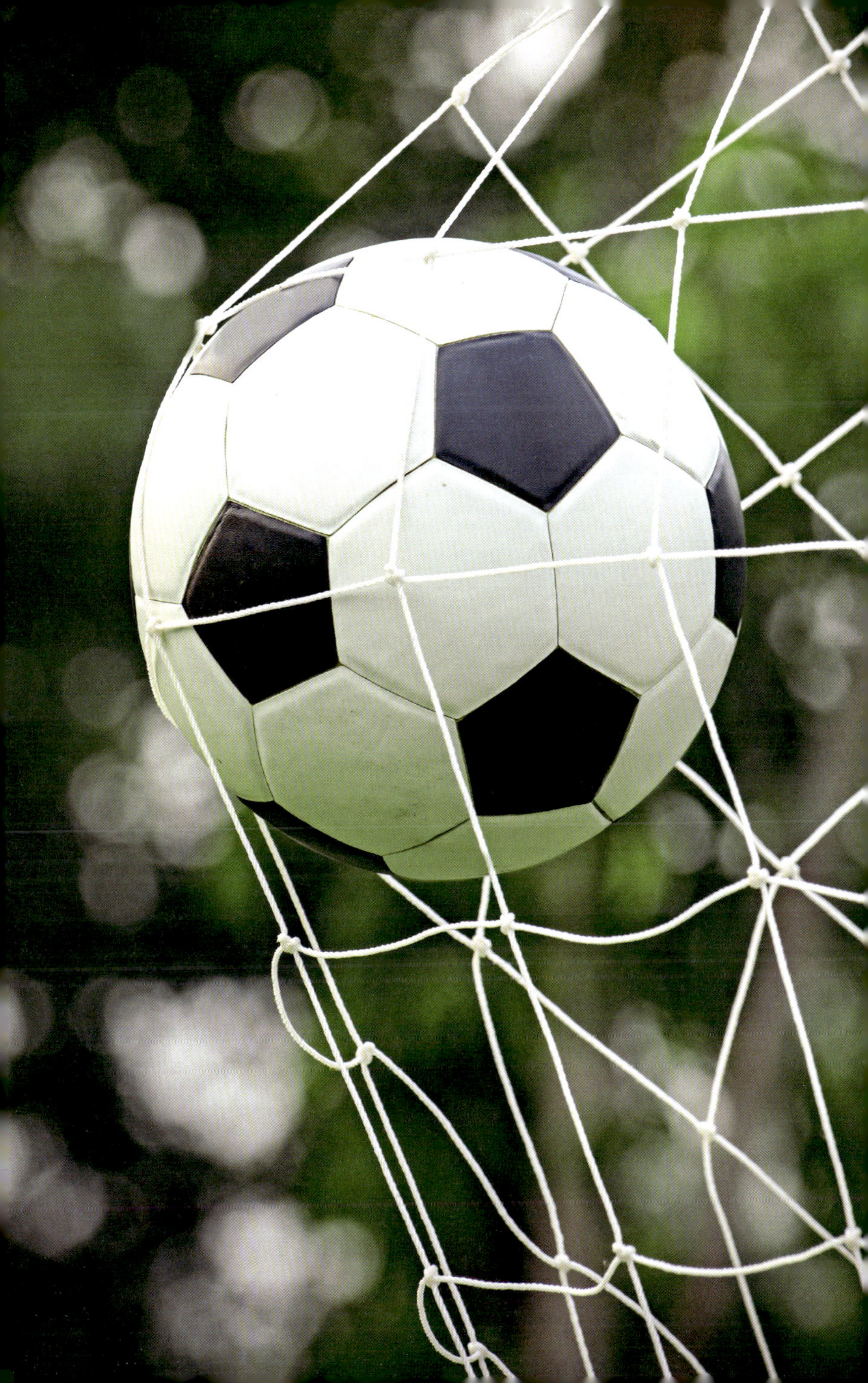

# Anhang

## Schlusswort

Wenn Sie bis hierhin »durchgekommen« sind, haben Sie sich ein gutes Grundwissen zur Ihrer Verletzung, möglichen Behandlungsformen, vor allem aber zur Rehabilitation nach Verletzung bzw. Operation angeeignet. Wie mehrfach erwähnt, wird dies den für Sie sicherlich teilweise als »mühsam« und »langwierig« empfundenen Weg der Rehabilitation und Rückkehr nicht verkürzen oder gar ersetzen.
Wir hoffen aber, dass es diesen erforderlichen Weg an der ein oder anderen Stelle vereinfacht, jetzt, da Sie wissen, was und vor allen Dingen warum Sie es tun.

Zudem bin ich mir sicher, dass Sie in Gesprächen zwischen Ihnen und Ihren behandelnden Physiotherapeut*innen und/oder Athletiktrainer*innen weitere wertvolle und gute Tipps erhalten, um so gezielt und effektiv an Ihrer Rehabilitation zu arbeiten.

Letztgenannte sind nach Verletzung und Operation Ihre wichtigsten Begleiterinnen und Begleiter. Je größer Ihre Motivation und Ihr Wissen dabei ist, desto besser können sie Sie bei Ihrer Rückkehr in den Alltag unterstützen.

In diesem Sinne gutes Gelingen und viel Erfolg!

# Danksagung

Am Ende dieses Buches möchte ich mich ganz herzlich bei meinen beiden Co-Autoren Natascha Burger und Martin Franz bedanken, die vor allem den physio- und trainingstherapeutischen Teil dieses Buches maßgeblich gestaltet haben. Danke für die tolle Zusammenarbeit.

Besonders im Leistungssport hängt der Erfolg des eigenen Tuns unabdingbar von der Unterstützung des Umfeldes ab. Oder anders gesagt: Man kann in einer Mannschaft nur gut spielen, wenn die Mannschaftskollegen dies auch tun, um gemeinsam stark zu spielen. In meinem Alltag als Operateur bin ich daher zwingend auf das Team um mich herum angewiesen, damit wir gemeinsam gute Ergebnisse erzielen. So helfen mir vor, während und kurz nach der Operation meine Arbeitskolleg*innen, in der Weiterbehandlung helfen mir und den Patient*innen dann Physiotherapeut*innen wie Frau Burger und Athletiktrainer wie Herr Franz. Sie sorgen dafür, dass ein gutes Operationsergebnis zu einem sehr guten Gesamtergebnis wird. Danke allen Dafür!

Nicht zuletzt möchte ich dem OS Institut München um M. Keller danken, der mit seiner fortwährenden Grundlagenarbeit und mit Rat und Tat eine phasenorientierte Nachbehandlung maßgeblich mit beeinflusst hat.

## Quellen/Literatur


1 Barber, S. D.; Noyes, F. R.; Mangine, R. E.; McCloskey, J.; Hartmann, W. (1990). *Quantitative assessment of functional limitations in normal and anterior cruciate ligament-deficient knees.* Clin Orthop Relat Res. 1990 Jun;(255): S. 204–214. PMID: 2347154

2 Clanton, T. O.; Matheny, L. M.; Jarvis, H. C.; Jeronimus, A. B. (2012). *Return to play in athletes following ankle injuries.* Sports Health. S. 471–474. doi: 10.1177/1941738112463347

3 Della Villa, F.; Buckthorpe, M.; Grassi, A.; Nabiuzzi, A.; Tosarelli, F.; Zaffagnini, S.; Della Villa, S. (2020). *Systematic video analysis of ACL injuries in professional male football (soccer): injury mechanisms, situational patterns and biomechanics study on 134 consecutive cases.* Br J Sports Med 2020 Dec;54(23): S. 1423–1432. doi: 10.1136/bjsports-2019-101247

4 Hewett, T. E.; Ford, K. R.; Hoogenboom, B. J.; Myer, G. D. (2010). *Understanding and preventing acl injuries: current biomechanical and epidemiologic considerations – update 2010.* North American journal of sports physical therapy: NAJSPT, 5 (4), S. 234–251.

5 Keller, M.; Kurz, E.; Schmidtlein, O.; Welsch, G.; Anders, C. (2016). *Interdisciplinary Assessment Criteria for Rehabilitation after Injuries of the Lower Extremity: A Function-Based Return to Activity Algorithm.* Sportverletzung Sportschaden 30(1): S. 38–49. doi: 10.1055/s-0042-100966

6 Klenk, C. A. (2006). *Psychological Response to Injury, Recovery, and Social Support: A Survey of Athletes at an NCAA Division I University.* Senior Honors Projects. Paper 9. https://digitalcommons.uri.edu/srhonorsprog/9

7 Petersen, W.; Zantop, T. (2013). *Return to play following ACL reconstruction: survey among experienced arthroscopic surgeons (AGA instructors).* Arch Orthop Trauma Surg. 2013 Jul;133(7): S. 969–977. doi: 10.1007/s00402-013-1746-1

8 Podlog, L.; Buhler, C. F.; Pollack, H.; Hopkins, P. N.; Burgess, P. R. (2015). *Time trends for injuries and illness, and their relation to performance in the National Basketball Association.* J Sci Med Sport 18(3): S. 278–282. doi: 10.1016/j.jsams.2014.05.005

9 Powers, C. M. (2022). *Functional Biomechanics of the Lower Quarter. Implications for Movement Dysfunction and Musculoskeletal Injury.* Unter https://www.noraxon.com/events/chris-powers-course-march22/ abgerufen.

10 Ross, S. (2006). *Mind over matter.* Pittsburgh Tribune Review. Retrieved February 12, 2006, from LexisNexis database.

11 Shuer, M. L.; Dietrich, M. S. (1997). *Psychological effects of chronic injury in elite athletes.* Western Journal of Medicine, 166(2), S. 104–109.

12 Wadey, R.; Evans, L.; Hanton, S.; Neil, R. (2013). *Effect of dispositional optimism before and after injury.* Med Sci Sports Exerc. 2013 Feb;45(2): S. 387–394. doi: 10.1249/MSS.0b013e31826ea8e3

13 Waldén, M.; Hägglund, M.; Magnusson, H.; Ekstrand, J. (2016). *ACL injuries in men's professional football: a 15-year prospective study on time trends and return-to-play rates reveals only 65% of players still play at the top level 3 years after ACL rupture.* Br J Sports Med. 2016 Jun;50(12): S. 744–750. doi: 10.1136/bjsports-2015-095952

14 Wasley, D.; Lox, C. L. (1998). *Self-esteem and coping responses of athletes with acute versus chronic injuries.* 1998 Jun;86(3 Pt 2): S. 1402. doi: 10.2466/pms.1998.86.3c.1402

15 Yao, S.; Sai-Chuen Fu, B.; Shu-Hang Yung, P. (2021). *Graft healing after anterior cruciate ligament reconstruction (ACLR).* Asia Pac J Sports Med Arthrosc Rehabil Technol 2021 May 11;25: S. 8-15. doi: 10.1016/j.asmart.2021.03.003

## Bildnachweis

Shutterstock: S. 5 (©astarot); 9 (©mpohodzhay); 12 (©bluedog studio); 17 (©VectorMine); 18 (©Axel Kock); 32 (©Gorgev); 35 (©Yana Pereloto); 61 (©siam.pukkato); 65 (©FS Stock); 103 (©RapunzielStock); 105 (©SUPREEYA-ANON); 107 (©Gloszilla Studio).
Adobe Stock: 15 (©Michele Morrone); 23 (©Elnur); 27 (©joshya); 31 (©chrisgraphics); 39 (©Andrey_Popov); 70 (©FreepikCompany); 100 (©grthirteen);
Dr. Best: S. 25; 41; 43;
Illustrationen: Mascha Greune, München, *www.mascha.greune.de*: S. 69.

Mit 73 Fotos von Holger Münch, münch lichtbildnerei, Stuttgart, *muench-lichtbildnerei.com*

**Impressum**
Umschlaggestaltung von bux design, Agentur für Konzeption, Gestaltung und Produktion, München, www.buxdesign.de



Unser gesamtes Programm finden Sie unter **kosmos.de/herbig**

FSC www.fsc.org MIX Papier | Fördert gute Waldnutzung FSC® C023164

Gedruckt auf chlorfrei gebleichtem Papier


ISBN 978-3-96859-032-5
**Projektleitung und Redaktion:** Ramona Imhof
**Lektorat:** Ulrike Burgi, Köln
**Gestaltungskonzept:** bux design, München
**Gestaltung und Satz:** Katrin Kleinschrot, Stuttgart
**Produktion:** Vanessa Frömmig
**Druck und Bindung:** Longo AG
Printed in Italy / Imprimé en Italie